CONTRIBUTION A L'ÉTUDE

DE

L'Infection aiguë des voies biliaires

PAR LE BACILLE D'ÉBERTH

PAR

Le Docteur Miguel A. VELARDE
DE LA FACULTÉ DE MÉDECINE DE PARIS

PARIS
Librairie Médicale & Scientifique
Jules ROUSSET
1, rue Casimir-Delavigne et 12, rue Monsieur-le-Prince

1909

CONTRIBUTION A L'ÉTUDE

DE

L'Infection aiguë des voies biliaires

PAR LE BACILLE D'ÉBERTH

PAR

Le Docteur Miguel A. VELARDE
DE LA FACULTÉ DE MÉDECINE DE PARIS

PARIS
Librairie Médicale & Scientifique
Jules ROUSSET
1, rue Casimir-Delavigne et 12, rue Monsieur-le-Prince
—
1909

A MON PRÉSIDENT DE THÈSE

MONSIEUR LE PROFESSEUR P. RECLUS

Professeur de Clinique chirurgicale à la Faculté de Médecine de Paris
Membre de l'Académie de Médecine
Chirurgien de l'Hôtel-Dieu

Hommage respectueux de profonde gratitude.

A MONSIEUR LE DOCTEUR LAIGNEL-LAVASTINE

Médecin des Hôpitaux

Qui nous a suggéré l'idée de cette thèse et qui nous a procuré de très précieux documents. Témoignage de bien sincère reconnaissance.

A MONSIEUR LÉON Mª GUERRERO

Président honoraire du *Liceo de Manila*
Professeur à l'École de Pharmacie de Manille

Son ancien élève.

A MES MAITRES

MONSIEUR LE PROFESSEUR P. RECLUS
MONSIEUR LE PROFESSEUR G. DIEULAFOY
MONSIEUR LE PROFESSEUR LANDOUZY
MONSIEUR LE PROFESSEUR PINARD
MONSIEUR LE PROFESSEUR RAYMOND
MM. LES DOCTEURS LAIGNEL-LAVASTINE, BARIE, MUSELIER, VARIOT.

Médecins des Hôpitaux

M. LE DOCTEUR CROUZON
Chef de Clinique à la Faculté

INTRODUCTION

> *« Le terme ultime de toute infection angiocholique est la mort de la cellule hépatique».* (Quénu et Duval)

Pendant les vacances de 1908 nous avons eu l'occasion de suivre, à l'Hôtel-Dieu, dans les services de MM. Gilbert Ballet et A. Petit, remplacés par M. Laignel-Lavastine, deux typhiques qui présentèrent des complications biliaires.

M. Laignel-Lavastine attira notre attention sur l'intérêt théorique et pratique de ces complications.

D'une part, l'expérimentation et la clinique ont montré que la fièvre typhoïde, loin d'être une entérite à manifestations générales, était une septicémie à réactions intestinales électives et que les complications de cette infection sur les voies biliaires étaient bien moins causées par la migration ascendante de microbes venus de l'intestin que par l'élimination par le foie, au moyen des voies biliaires elles-mêmes, des bacilles d'Eberth amenés par le sang jusqu'à la glande hépatique fonctionnant comme organe éliminateur. Cette infection des voies biliaires peut d'ailleurs durer de longues années, la bile dans le vésicule biliaire offrant un milieu de culture favorable en la persistance du bacille d'Eberth. Ce microbisme latent montre le danger au point de vue de la contagion, des anciens typhiques cliniquement guéris et explique la fréquence, chez ces malades, de l'apparition plus ou moins tardive de lithiase biliaire, la lithiase biliaire n'étant plus dans ces cas, qu'une complication à longue échéance de la fièvre typhoïde.

D'autre part, les interventions chirurgicales, de plus en plus nombreuses et heureuses, sur les voies biliaires permettent d'espérer une guérison radicale de complications biliaires que la médecine était trop souvent impuissante à enrayer.

Aussi avons-nous pris comme sujet de notre thèse inaugurale, l'infection aiguë des voies biliaires par le bacille d'Eberth, nous appuyant sur les observations personnelles, que nous avons recueillies avec l'aide et les conseils de notre maître, M. Laignel-Lavastine, pour mettre en évidence dans une revue générale et rapide, les points particulièrement intéressants et nouveaux de l'infection biliaire éberthienne, au point de vue symptômatique, étiologique, anatomo-pathologique, diagnostique, pronostique et thérapeutique.

CHAPITRE I

HISTORIQUE

L'histoire de nos connaissances sur les complications biliaires de la fièvre typhoïde dérive en partie des idées que l'on s'est fait sucessivement de la dothiénentérie, grâce à la bactériologie et l'expérimentation et aussi en partie de la chirurgie, qui a permis de mieux se rendre compte des lésions et d'y apporter souvent une thérapeutique efficace.

Aussi peut-on diviser cet historique en trois parties, correspondant aux descriptions *anatomo-cliniques*, surtout analytiques, aux investigations *expérimentales*, dirigées dans un esprit synthétique et aux opérations *chirurgicales*.

I. RECHERCHES ANATOMO-CLINIQUES

La description anatomo-clinique des angiocholécystites typhoïdiques est des plus brèves, même dans les traités classiques les plus récents tels que l'article de P. Brouardel et Thoinot (1) dans la nouvelle édition du traité de médecine et de thérapeutique.

« Cette étude, disent ces auteurs, est entourée des plus grandes obscurités, et la formule générale est que presque toujours ces déterminations passent inaperçues, à moins que les formidables accidents de la perforation ne les révèlent.

« L'inflammation des voies biliaires, lorsqu'elle existe sous *forme légère* dans la fièvre typhoïde, n'a souvent aucun signe clinique révélateur, ni *ictère*, ni autre manifestation saisissable. La cholécystite, ulcéreuse ou perforante, se traduit par un symptôme *indirect*, la *péritonite*. Il est cependant un signe propre de l'angiocholite des gros canaux, cystique et cholédoque : C'est la *tumeur piriforme*, dont il nous semble que la première mention appartient à Frérichs ; il s'agit d'un gonflement piriforme siégeant au bord du foie, mobile, sensible au toucher. Cette tumeur, qui peut n'être que passagère, a été vue ailleurs précédant de peu la rupture ; le tympanisme et la défense musculaire empêchent souvent de la percevoir ».

Quant aux lésions de la vésicule et des canaux biliaires voici comment Brouardel et Thoinot les décrivent. « Au degré le plus simple on rencontre une *cholécystite superficielle*, aiguë, légère, consistant en des lésions de catarrhe, de desquamation, généralisée d'ailleurs à tout le système des grosses voies biliaires. La *cholécystite purulente*, de-

(1) P. Brouardel et L. Thoinot. *Fièvre typhoïde*, pp. 104-105 et 106. du fascicule III du *Nouveau traité de médecine et de thérapeutique*. Baillière, 1905.

gré déjà plus élevé de la lésion, a été notée par Louis, Andral, Jenner, Leudet. Hœlscher la signale 5 fois sur 2.000 autopsies ; Dopfer dans 0,02 pour 100.

« Hagenmuller la note expressément dans 8 des 18 cas qu'il a rassemblés. Le Gendre, Laffon, Gilbert et Girode, Chiari, Parmentier et Fossard en ont publié des exemples. La *cholécystite ulcéreuse* a été notée par Andral, Jenner, Charcot (cité par Trousseau) etc.. Grisolle parle de 2 cas où les parois de la vésicule étaient *amincies*, *ténues* comme une toile d'araignée et *poreuses*. La *cholécystite perforante* est rare mais a un intérêt capital : elle est le terme extrême de la cholécystite ulcéreuse. La perforation est *unique* ou *multiple*. En règle, avec l'ulcère ou les ulcères perforants, la muqueuse présente des ulcères non perforants plus ou moins nombreux, disséminés à sa surface.

« La cholécystite suppurée, ulcéreuse et perforante, réagit sur le *péritoine* de façons variées. Le processus peut se borner dans la cholécystite *ulcéreuse*, à quelques adhérences du fond de la vésicule avec l'anse intestinale voisine, le colon transverse.

« Ailleurs, il y a péritonite plus étendue. Dans la *cholécystite perforante*, la péritonite est soit généralisée, soit circonscrite.

« *Les canaux biliaires principaux* paraissent participer au processus qui frappe la vésicule biliaire, et l'histologie a décelé dans les canaux cystique et cholédoque et dans les canaux de moindres dimensions des lésions d'angiocholite catarrhale ; quant aux *ulcérations*, elles peuvent exister sur la muqueuse du canal cystique comme sur celle de la vésicule.

« Une lésion très intéressante est l'*oblitération* plus ou moins complète des *canaux*, cystique et cholédoque, notée dans quelques cas de cholécystite ulcéreuse, perforante ou non. Cette lésion, qui se révèle quelquefois en clinique par un symptôme spécial (la tumeur piriforme) est bien de nature à préparer la perforation de la vésicule ulcérée, mais elle n'est pas nécessaire.

« Quant aux canaux biliaires des espaces portes, leurs lésions sont nulles ordinairement ».

Dupré, Gilbert et Girode, Tuffier, Dufourt, L. Fournier, après Hanot (1), ont relaté des faits prouvant la relation de la fièvre typhoïde avec l'éclosion ultérieure de la lithiase biliaire.

« Au centre des cholélithes, disent Brouardel et Thoinot (2), on a parfois trouvé des bacilles d'Eberth et l'on a pu reproduire expérimentalement sur le cobaye des concrétions biliaires cristallines par injection dans les voies biliaires de bacilles d'Eberth (Gilbert et Fournier). Toutefois, l'action lithogène de la fièvre typhoïde parait minime à Chauffard : cet auteur remarque que les calculs ont pu être infectés secondairement, que les faits expérimentaux sont peu nets et que la fièvre typhoïde n'est pas particulièrement fréquente dans les antécédents des lithiasiques ».

(1) Hanot. *Bulletin médical*. 1896, 22 janv.
(2) Brouardel et Thoinot. *Loc. cit.*, p. 169.

Depuis cet article, Quénu et Duval (1) dans deux importants mémoires que nous aurons souvent à mettre à contribution ont réuni quelques faits nouveaux.

« A l'Episcopal Hospital de Philadelphie, disent-ils, on ne découvre aucune mention de la complication cholécystique avant l'année 1905, mais du 1er janvier 1905 à octobre 1907, 18 fois sur 243 autopsies de typhiques on relève l'existence de la cholécystite (2). Thomas (3), de Philadelphie, a pu réunir dans la littérature médicale 154 cas de cholécystites dues à la fièvre typhoïde. Déjà Camac, en 1899 arrivait au chiffre de 115. Aujourd'hui, on reconnait que la présence du bacille d'Eberth dans la bile des typhiques est pour ainsi dire constante ».

Si la cholécystite est fréquente, par contre Quénu et Duval n'ont pu trouver que quelques observations d'angiocholite vraie diffuse. Ce sont celles de Hawkins (5), Fauraytier (6) et Ryska (7). Dans un cas de Chauffard, il y eut de la choléchocystite suppurée, mais il y avait aussi un gros calcul.

(1) Quénu. De la cholécystite typhique au cours et pendant la convalescence de la fièvre typhoïde. *Revue de chirurgie*, 10 juin 1908, N° 6, p. 823-848. — Quénu et P. Duval. Les angiocholites aiguës. *II° Congrès de la Société internationale de chirurgie*. Bruxelles, sept. 1908, Rapport 42.

(2) Cooper Asburst. *The American Journal of the medical Sciences*, avril 1908.

(3) Thomas. *New-York Med. Journal*, 12 octobre 1907.

(4) Camac. *The Lancet*, 1899, p. 1648.

(5) Hawkins. *The Lancet*, 1897, p. 1873.

(6) Fauraytier. *Bull. Soc. anatomique*, 1841.

(7) Ryska. *Münchener med. Wochenschrift*, 6 juin 1899.

II. RECHERCHES BACTÉRIOLOGIQUES ET EXPÉRIMENTALES

Ces investigations, multipliées depuis 20 ans, se groupent facilement autour de quelques points de l'évolution de l'infection éberthienne des voies biliaires particulièrement importantes : la théorie de l'*infection ascendante*, aujourd'hui détronée par la démonstration de l'*infection descendante*, la persistance latente des bacilles d'Eberth virulents dans la bile et le danger des « *bacillophores* », les rapports bactériologiques de la fièvre typhoïde et de certains *ictères infectieux* et de la *lithiase biliaire*, enfin les ressemblances étroites entre les infections des voies biliaires à bacilles d'Eberth et à paratyphiques.

a). L'infection ascendante.

La théorie de l'infection ascendante des voies biliaires s'appuie sur les travaux classiques de Gilbert et Girode (1). Dupré (2), Gilbert et Dominici (3).

Le bacille d'Eberth qui pullule dans l'intestin, envahirait le cholédoque et parviendrait ainsi dans le vésicule et même jusqu'aux plus fines ramifications canaliculaires.

Gilbert et Dominici, en injectant dans le cholédoque d'animaux, des bacilles d'Eberth, ont pu reproduire expérimentalement des cholécystites suppurées.

(1) Gilbert et Girode. *Soc. de biologie*, 1890.
(2) Dupré. Les infections biliaires. *Thèse*. Paris, 1891.
(3) Dominici. *Thèse*. Paris, 1894.

Cette doctrine pathogénique étant la seule possible à l'époque où elle fut émise, on considérait alors la fièvre typhoïde comme une maladie de l'intestin et l'invasion du cholédoque par l'agent de l'entérite typhique se concevait très facilement.

Depuis que les progrès de la technique bactériologique ont appris à déceler le bacille d'Eberth d'une façon constante dans le sang des typhiques, la fièvre typhoïde n'apparait plus comme une entérite, mais, avant tout, comme une septicémie. « Désormais, comme l'écrivait Sanarelli (1) dès 1894, la fièvre typhoïde ne peut pas plus être considérée comme une maladie de l'intestin que la variole comme une maladie de la peau ».

Avec cette notion, la conception pathogénique de l'infection descendante des voies biliaires devait tendre à se substituer à celle de l'infection ascendante.

b). L'infection descendante.

Cette théorie de l'infection descendante est née des recherches anatomo-pathologiques et expérimentales d'Anton et Fütterer (2), Blachstein. (3), Welch (4), Chiari

(1) Sanarelli. Fièvre typhoïde expérimentale. *Annales de l'Institut Pasteur*, 1894, p. 355.

(2) Anton et Futterer. Untersuchungen über Typhus abdominalis. *Münch. med. Woch.*, 1888, 8 mai ; N° 19, p. 315.

(3) Blachstein. Intraveinous inoculations of rabbits with the bacillus coli communis and the bacillus typhi abdominalis. *John Hopkins Hosp. Bulletin*, 1891, juillet ; vol. II, p. 96.

(4) Welch. Additional note concerning the intraveinous inoculation of the bacillus typhi abdominalis. *John Hopkins Hosp. Bulletin*, 1891, août ; N° 15, p. 121.

(1), Cushing (2), Pawlowski (3) ; elle s'est affirmée avec les travaux de Forster et Kayser (4) et de Dœrr (5).

D'après ces auteurs, les bacilles typhiques en circulation dans le sang sont éliminés par le foie ; ils arrivent dans les voies biliaires et se multiplient dans la bile qui leur est un excellent milieu de culture. Ils sont ainsi la cause des lésions inflammatoires de la vésicule biliaire qu'il est facile de reproduire expérimentalement. Par contre, Métin (6) nie la possibilité du passage des microbes à travers le foie et Heck (7) dit n'avoir jamais trouvé la bile contaminée chez des cobayes atteints de septicémie typhique.

Mais les recherches plus récentes de Lemierre et Abrami ont démontré l'erreur de Métin et Meck et l'exactitude des faits signalés par Forster, Kayser et Dœrr.

(1) Chiari. Uber das Vorkommen von Typhusbazillen in der Gallenblase bei Typhus abdominalis. *Zeitschrift für Heilkunde*, 1894, T. XV. p. 199.

(2) Cushing. Observation upon the origine of Gall bladder infection and upon the experimental formation of Gall stons. *John Hopkins Hosp. Bulletin*, 1899, août-sept. ; Nos 101, 102, p. 166.

(3) Pawlowski. Zur Frage der Infection und der Immunitat. *Zeitsehrift für Hygiène*, 1900, Vol. XXXIII. p. 261.

(4) Forster et Kayser. Uber das Vorkommen von Typhusbazillen in der Galle von Typhuskranken und Typhusbazillentragern. *Münch. med. Woch.*, 1905, 1er août ; n° 31, p. 1473.

(5) Dœrr. Experimentelle Untersuchungen über das Fort wuchern von typhusbazillen in der Gallenbilare. *Centtralblatt für Bakteriologie*, 1905. Vol. XXXIX, p. 624.

(6) Métin. Notes sur l'élimination des bactéries par le rein et le foie. *Annales de l'Institut Pasteur*, 1900, p. 414.

(7) Heck. Untersuchungen über das Vorkammen und die Lebensdemer von Typhusbakterien in den Organen gegen Typhus actir immunisierter und nicht immunisierter. Tierc. *Zeitschrift für Hygiène*, 1907 19 février, T. LVI, f. 1, p. 1.

Lemierre et Abrami (1), dans le laboratoire de M. Widal, ont injecté dans la veine marginale de l'oreille d'une série de lapins, des émulsions de bacilles d'Eberth dans l'eau physiologique. Ces animaux ont été sacrifiés dans un laps de temps variant de quelques heures à plusieurs jours après l'inoculation ; l'autopsie était faite immédiatement ; le sang, la bile, l'urine, parfois la rate, le foie et le contenu de l'intestin étaient ensemencés.

Dans ces conditions, le bacille d'Eberth a été isolé de la bile vésiculaire :

1 fois chez 1 lapin sacrifié au bout de 6 heures.

4 fois chez 6 lapins sacrifiés ou morts au bout de 24 heures.

2 fois chez 2 lapins sacrifiés ou morts au bout de 36 heures.

2 fois chez 4 lapins sacrifiés ou morts au bout de 2 jours.

1 fois chez 3 lapins sacrifiés ou morts au bout de 3 jours.

2 fois chez 2 lapins sacrifiés ou morts au bout de 4 jours.

3 fois chez 3 lapins sacrifiés ou morts au bout de 5 jours.

1 fois chez 3 lapins sacrifiés ou morts au bout de 6 jours.

De plus, un lapin infecté avec le bacille paratyphique A, et un lapin infecté avec le paratyphique B, traités,

(1) A. Lemierre et P. Abrami. Cholécystites et péricholécystites hématogènes expérimentales. *Soc. de Biologie*, 1907, 27 juillet, p. 252. — Fièvre typhoïde et infection descendante des voies biliaires. *Presse médicale*, 1907, 30 octobre, pp. 705-706.

le 1er, 3 jours, et le 2e, 2 jours après l'inoculation, présentaient dans leur vésicule biliaire les microbes inoculés.

La proportion des succès est donc considérable puisque, sur 26 animaux ainsi examinés 18 fois la bile contenait le microbe employé.

D'autres auteurs ont observé une survie plus longue du bacille typhique dans la vésicule. Blachstein l'a isolé de la bile 109 jours ; Welch, 128 jours, Dœrr, 120 jours, Cushing, 3 mois ; Foster et Kayser, 6 semaines après l'inoculation intra-veineuse. Cushing, au bout de 3 mois, a noté de plus, l'existence de calculs biliaires.

Poussant plus loin leurs investigations, Lemierre et Abrami, chez 2 lapins dont la vésicule biliaire était infectée, ont pu isoler, 2 jours et 4 jours après l'injection intra-veineuse, le bacille d'Eberth en culture pure du contenu de l'intestin grêle. Forster et Kayser et Dœrr ont fait des constatations analogues.

Faisant ensuite la contre-épreuve, Lemierre et Abrami ont, pendant plusieurs jours de suite, fait ingérer à 2 lapins, à l'aide de la sonde gastrique et après avoir alcalinisé le contenu de l'estomac avec du bicarbonate de soude des quantités énormes de bacilles d'Eberth. Les animaux furent sacrifiés 2 jours et 4 jours après la dernière ingestion.

On ne retrouva de bacille typhique ni dans l'estomac, ni dans l'intestin, ni surtout dans la bile, dans le sang ou dans les viscères. Dœrr était arrivé aux mêmes résultats négatifs concernant l'infection ascendante du cholédoque.

L'expérience démontre donc :

1° Que les bacilles typhiques injectés dans les veines du lapin sont très fréquemment éliminées par le foie et passent avec la bile dans les voies biliaires ;

2° Que ces microbes se multiplient dans le vésicule biliaire, déterminent des lésions de cholécystite par un processus spontané, sans traumatisme préalable des voies biliaires ;

3° Que les bacilles, ayant pullulé dans la vésicule arrivent avec la bile dans l'intestin grêle, où l'on peut parfois déceler leur présence.

c) Les « bacillophores ».

La persistance du bacille d'Eberth virulent dans la bile n'est pas démontrée seulement par l'expérimentation, comme nous venons de le voir, mais par une double série de faits, les uns montrant directement des bacilles virulents dans la vésicule, les autres démontrant indirectement par le danger de contagion des « bacillophores » l'élimination de bacilles hors des voies biliaires.

Voici quelques points de la première série.

Chez un malade de Chauffard (1), des accidents de cholécystite éclatent au cours d'une fièvre typhoïde puis s'apaisent. Six ans après, ces accidents reparaissent et s'aggravent au point de nécessiter une cholécystectomie. L'opération est faite par Quénu ; on retrouve le bacille d'Eberth dans le contenu vésiculaire (2).

(1) Ramond et Faitout. *Soc. de biologie,* 26 déc. 1896.
(2) Quénu. *Loc. cit.*, p. 829.

Le bacille est retrouvé 7 ans après dans le cas de Miller (1), 8 ans après dans le cas Hunner (2), 20 ans après dans le cas de Camac, (3) 46 ans après dans le cas de Bushcke (4).

Ces faits, rapprochés des observations de plus en plus nombreuses de « bacillophores Eberthiens » les éclairent et en font comprendre le danger.

Ces bacillophores (5) ou bacillifères, qui récèlent le bacille d'Eberth dans leur vésicule après avoir eu la fièvre typhoïde, voire sans en avoir présenté les symptômes intestinaux habituels, deviennent des agents de contamination pour leur entourage, d'autant plus que, les bacilles sont conservés et excrétés de longs mois et même de longues années après la convalescence, de telle sorte que ces « bacillophores chroniques » (6) sont des agents indéfinis de contagion. Irwin et Houston viennent d'en publier un remarquable exemple. Ceci est particulièrement fréquent chez les femmes. A ce point de vue Frosch a communiqué à Debré des chiffres précis : les femmes constituent 82 pour 100 des excréteurs de ba-

(1) Muller. *John Hopkins hosp. rep.*, 1898, p. 95.
(2) Hunner. *John Hopkins hosp. rep.*, 1899.
(3) Camac *John Hopkins hosp. rep.*, 1899.
(4) Buschke. *The Lancet*, 1898, p. 96.
(5) J. Forster et H. Kayser. Ueber das Vorkommen von Typhus bacillen in der Gallevon Typhuskraken und Typhushazillentragern. *Münchener méd. Wochenschrift*, 1905, 1er août : N° 51, p. 1473. — P. E. Launois. Les bacillifères ébertbiens. *Gazette des hôpitaux*, 1908, 2 avril; N° 39, p. 459.— Ricklin. *Revue internat. de clinique et de thérapeutique*, 18 juin 1907.— Lemierre et Abrami. *Arch. des mal. de l'app. digestif*, 1908, N° 1 p. 1.
(6) R. Debré. Porteurs de germes et fièvre typhoïde. *Presse médicale*, 1909, 9 janvier. N° 3, pp. 17-18.

cilles et 60 pour 100 des porteurs de germes. Cette notion entre parenthèse est très intéressante, car elle complète le rapprochement aujourd'hui classique entre la fièvre typhoïde, les infections biliaires et la lithiase si fréquente chez les femmes (1).

Pour éclairer ces faits cliniques, Exner et Hëyrowsky (2) se sont demandé quels étaient, dans la bile, les principes les plus favorables à la culture microbienne. Ils ont filtré de la bile humaine et de bœuf et l'ont étudiée au point de vue chimique après l'avoir ou non ensemencée avec divers microbes, principalement le coli-bacille et le bacille d'Eberth. Il ressort de leurs expériences que c'est le bacille typhique qui s'est montré le plus apte à détruire le tannacholate de soude. La réduction est en effet, d'1/9 en cinq jours.

d) La lithiase.

Aux faits cliniques, bactériologiques et expérimentaux déjà cités établissant l'existence de la lithiase biliaire d'origine éberthienne, il serait intéressant d'ajouter ici les investigations chimiques de Kramer (1), Bacmeis-

(1) Dupré. *loc. cit.* — Gilbert et Dominici, *loc. cit.*— P. E. Launois. Lithiase biliaire et fièvre typhoïde. *Gazette des hôpitaux*, 19 mars 1908, N° 33, p. 387.

(2) Exner et H. Heyrowsky (de Vienne). Zur Pothozen. der Cholelithiasis. *Wien. Klin. Woch*, *XXI*, 13 février 1908, p. 213.

(3) Kramer. The pathogenesis of gall stones. *Journal of expérimental medecine*, 25 mai 1907, T. IX, f. 3.

ter (1), Hirsch (2), Lichtwitz (3), Exner et Heyrowsky (4), etc., mais ce serait trop allonger cet historique. Aussi nous contentons-nous de citer cette constatation très importante de Kramer : même dans la bile préalablement filtrée, c'est-à-dire débarassée de toute trace de cellules épithéliales, il y a en formation des précipités de cholestérine, après ensemencement avec le colibacille ou le bacille d'Eberth. Il en conclut, d'accord avec Aschoff que la précipitation de la cholestérine est provoquée par les bacilles qui produisent des acides.

e) **Les ictères infectieux.**

L'hypothèse que bien des ictères simples, bénins, sont dus au bacille d'Eberth a été émise pour la première fois par Mathieu, puis par Landouzy.

Etant donnée l'élimination constante du bacille d'Eberth par le foie d'un côté, de l'autre, la connaissance de septicémie éberthienne sans dothiénentérie, il était logique de se demander, font remarquer Quénu et Duval, si bien des ictères fébriles, dits passagers, dits bénins, dits à rechute, si bien des « maladies de Weill » ne sont pas des infections biliaires primitives par le bacille d'Eberth au cours de bacillémies passagères bénignes. C'est ce qu'ont démontré, entre autres, les travaux de Gilbert et

(1) Bacmeister. *Münchener Medizin. Wochenschrift*, *1308*, N° 5,6,7.

(2) Hirsch, cité par Bacmeister.

(3) Lichtwitz. *Deutsches Archiv. für Klin Médecin*, 1907, T. XCII, p. 100.

(4) A. Exner et H Heyrowsky. *Wiener Klin. Wochenschrift*. 1908. N° 7 et *Archiv. für Klin. Chirurgie*, T. LXXXVI, f. 3, p. 609.

Lippmann (1), Bezançon et Philibert (2), Netter et Ribadeau-Dumas (3), Sacquépée (4), Grimme (5), Etienne (6), Savey et Delachanal (7) etc...

f) L'infection paratyphique des voies biliaires.

Ces considérations sur les infections biliaires s'appliquent non seulement au bacille d'Eberth, mais aussi aux paratyphiques.

Lorey (8) vient de donner une observation d'une cholécystite à paratyphique.

Demanche (9), dans sa thèse sur l'infection paratyphique des voies biliaires, à laquelle nous renvoyons pour l'étude complète de cette question, cite 2 observations dues à Pratt (10) et Forster et Kayser (11) de cholélithiase non compliquée due au paratyphique B.

Très cliniquement il divise l'infection paratyphique des voies biliaires en ictères infectieux, angiocholécystites aiguës et lithiase biliaire non compliquée.

(1) GILBERT et LIPPMANN. *Soc. de Biologie*, 1905.

(2) BEZANÇON et PHILIBERT. *Journal de Physiol. et de Pathog. gén.*

(3) NETTER et RIBADEAU-DUMAS. *Soc. de Biologie*, nov. 1905.

(4) SAQUÉPÉE et FRAS *Soc. de Biologie*, 25 nov. 1905.

(5) GRIMME. Maladie de Weill, à bacilles d'Eberth. *Münch. Med. Woch.* 1907, n° 37.

(6) ETIENNE. Ictère catarrhal éberthien chez un vieillard n'ayant jamais eu la fièvre typhoïde. *Revue méd. de l'Est*, 1908.

(7) SAVEY et DELACHANAL Ictère infectieux d'origine éberthienne. *Soc. méd. des hôp. de Lyon*, 15 décembre 1903.

(8) LOREY (A.) Ueber einen Fall von cholecystitis paratyphora. *Munch. med. Woch*, T. LV, janv. 1908.

(9) DEMANCHE. L'infection paratyphique des voies biliaires. Etude d'un bacille paratyphique. *Thèse* Paris, 1908.

(10) PRATT. On parathyphoid fever and its complications. *Boston medical and surgical Journal*, 5 février 1903, p. 138.

(11) FOSTER et KAYSER. *Münch. med. Woch.*, N° 31 p. 1476, 1905.

Ses observations d'ictères infectieux sont dues à Saquépée (1) Netter et Ribadeau-Dumas (2) et lui-même ; et ses observations d'angiocholécystite aiguë sont dues à Blumenthal (3), Roger et Demanche (4) et Lorey que nous avons déjà cité.

Nous avons cru devoir indiquer ces faits qui font comprendre la physionomie des infections éberthiennes des voies biliaires en dehors de la fièvre typhoïde.

III. RECHERCHES CHIRURGICALES

L'historique chirurgical des complications biliaires de la fièvre typhoïde n'est qu'un cas particulier de l'historique général de la chirurgie des voies biliaires.

« Le traitement chirurgical des infections biliaires, disent excellemment Quénu et Duval (5), date de 30 ans à peine. Aussi bien convient-il de distinguer très nettement les cholécystites isolées, avec cystique fermé, avec ou sans péricholécystite suppurée et les infections de l'arbre biliaire, vésicule comprise avec cystique perméable, en un mot, les cholécystites isolées et les angiocholécystites ».

(1) Sacquepée et Fras. Note sur la pathogénie de l'ictère catarrhal. Rôle des bacilles typhiques, paratyphiques et du colibacille. *Soc. de Biologie*, 25 nov. 1905, p. 533.

(2) Netter et Ribadeau-Dumas. Intervent. fréquente du bacille paratyphique A.de Brion et Kayser dans l'étiologie des ictères fébriles. *Soc. de Biologie*, 11 nov. 1905, p. 436. — Nouveaux cas d'ictères dus à des infections paratyphoïdes, *Soc. Biolog.* 18 nov., 1905, p. 450.

(3) Blumenthal. Uber das Vorkommen von typhus und paratyphusbazillen bei Erkrankungen der Gallenwege. *Münchener med. Woch.*, 1904, N° 37, p. 1641.

(4) H. Roger et R. Demanche. Sur un cas de cholécystite à bacille paratyphique B. *Soc. Méd. des Hôp.* 14 février 1908, p. 236.

(5) Quénu et Duval, *loc. cit.*, p. 18.

Le traitement des premières consiste dans le simple traitement d'une infection localisée ; le traitement des secondes comporte cette indication particulière et capitale, la dérivation de la bile par drainage direct ou indirect de l'arbre biliaire, la désinfection du foie proprement dit.

Il est fort difficile de retrouver dans l'historique de la question la genèse de cette idée qui domine toute la thérapeutique des angiocholites : le drainage des voies biliaires.

En France, dès 1895, l'idée de drainer les voies biliaires lors de leur infection fut défendue et propagée par Terrier (1), dont la formule peut être résumée ainsi : drainer les voies biliaires infectées et ne cesser le drainage que lorsque l'examen bactériologique de la bile prouve qu'elle est devenue aseptique.

La doctrine du drainage de la voie biliaire principale, due à Quénu, date de 1897.

Kehr (2) le réserve aux infections graves lorsque « le tableau de l'infection angiocholitique domine » ; Quénu (3) l'établit en tant que manœuvre « systématique » dans toute intervention sur le cholédoque.

Depuis cette date, l'évolution de la thérapeutique des angiocholites s'est faite de plus en plus vers le drainage « systématique ». L'application de cette ligne de conduite générale aux angiocholites éberthiennes est d'ail-

(1) Terrier, *Société de Chirurgie.*
(2) Kehr. *Münch. und Wochenschr.*, 1897, n° 41.
(3) Quénu, *Société de Chirurgie*, 1896.

leurs tout à fait exceptionnelle, d'abord parce que les observations en sont rares, ensuite parce que les indications d'une intervention autre part que sur la vésicule sont exceptionnelles, enfin parce que dans ces derniers cas la gravité de l'état général peut empêcher l'intervention.

L'historique chirurgical utile à connaître se ramène donc au traitement de la cholécystite typhique.

En voici les résultats, d'après Quénu et P. Duval.

Ils ont réuni 44 observations de cholécystites typhiques opérées, dont 30 au cours et 14 dans la convalescence de la fièvre typhoïde.

Les opérations faites au cours de la fièvre typhoïde concernent les 2 observations d'Hamilton (1), les observations de Mason (2), Camac et Cushing (3), Monier et Sheild (4), Martin et Keemann (5), Gundegger (6), Marsden (7), Richardson (8), Rokitsky (9), Landrieux et Cunéo (10), Chantemesse et Gosset (11), Parmentier et Fossard (12), Patel (13), Finkelstein (14), Erdmann (15),

(1) HAMILTON. *Montreal medic. Journ.*, déc. 1900 et *The Lancet*, 1901.
(2) MASON. *Boston med. and surg. Journ.* 1897. p. 449.
(3) CAMAC et CUSHING. *American Journ. of the med. Sc.*, mars, 1899.
(4) MONIER et SHEILD. *The Lancet.*, mars 1895.
(5 MARTIN et KEEMANN. Cités par Quénu.
(6) GUNDEGGER. Cité par Erdmann. *Ann. of Surgery*, 1903, p. 815.
(7) MARSDEN. *Medical chronicle.*
(8) RICHARDSON. *Boston med. and surg. Journ.*, 1891, p. 570.
(9) ROKITSKY. *Annal. der Russich. chir.*, 1899.
(10) LANDRIEUX et CUNEO. *Soc. méd. des Hôp.*, 10 fév. 1905.
(11) CHANTEMESSE et GOSSET. *Thèse de Joyon.* Paris, 1904-1905.
(12) PARMENTIER et FOSSARD. *Soc. anatomique*, juin 1900.
(13) PATEL. *Lyon médical*, 1906, p. 633.
(14) FINKELSTEIN. *Russ. Wrat.*, 1907, N° 12.
(15) ERDMANN. *Annals of Surgery*, juin 1903.

Mauclaire (1). Vedel et Rimbaud (Jeambrau) (2), Mitchell (3), Doléris (4), Chalmers da Costa (5), 2 cas de Cooper Ashurst (6), 1 d'Otto Kiliani (7), 1 d'Hermann Allyn (8), 1 de Park Weed Willis (9), 1 de Thomas (de Philadelphie) (10), 1 de Munro (11), 1 d'Alexeïeff (12) 1 de Bel (13).

L'intervention a eu lieu dans la 2e semaine dans les observations de Gundegger, Marsden, Mauclaire, Allyn, Bel ; dans la 3e semaine dans celles de Mason, Camac, Rokitsky, Martin, Parmentier, Jeambrau, Gosset ; dans la 4e semaine, dans celles d'Hamilton, Richardson, Patel, Mitchell ; à la 5e semaine, Otto Kiliani, Alexieff, Cooper Ashurst ; à la 6e semaine, Monier, Landrieux et Cunéo, Erdmann, Cooper et Ashurst.

On peut en conclure qu'à partir du 1er septenaire, la cholécystite peut s'observer à toutes les périodes de la maladie.

L'opération a consisté en :

a) 2 ponctions : Mason (guérison) ; Camac (mort).

(1) Mauclaire. *Soc. de chirurg.*, 23 oct. 1907.
(2) Vedel et Rimbaud. *Presse méd.*, 6 déc. 1903.
(3) Mitchell. *J. Hopkins Hosp. Reports*, 1902, V. X.
(4) Doleris,. *Soc. d'obst., de gyn. et de péd.*, 10 nov. 1902.
(5) Da Costa. *American medecine*, 1903, p. 664.
(6) Cooper Ashurst. *The American Journ. of the medic. Sc.*, 1908, p. 541.
(7) Kiliani. *Ann. of Surgery*, 1901, p. 34.
(8) H. Allyn. *Philadeph. med. Journ*, 1901.
(9) W. Willis. *Northnwest medecine*, 1904.
(10) Thomas. *New-York med. Journ.* 1907, p. 688.
(11) Munro. *Boston med. and Surg. Journ.*, 1903, p. 146.
(12) Alexieff. *American Journ. of med. Sc.* 1898, p. 466.
(13) Bel. — *Montreal med. journ.*

b) 7 opérations incomplètes, laparotomie avec ou sans drainage : Gundegger (M.), Marsden (M), Jeanbrau (M), Allyn (M.), Ashurst (M.), Martin et Keemann (M), Mauclaire (G.) ;

c) 5 cholécystectomies : Ashurst (G), Kiliani (M), Thomas (G.), Patel (G.), Erdmann (G.) ;

d) 16 cholécystostomies : Camac (après ponctions), (M), Rokitsky (G), da Costa (G), Cunéo (G), Gosset, (G), Hamilton (2 G), Richardson (G), Finkelstein (G), Willis (G), Munro (G), Alexeieff (G), Bel (G), Mitchell (G), Doléris (G), Monier (G), et Parmentier (G).

La statistique donne donc : sur 30 interventions, 8 morts, se décomposant ainsi : 6 sur 8 opérations incomplètes et 2 sur 22 opérations complètes.

Les cholécystites opérées dans la convalescence de la fièvre typhoïde sont au nombre de 14 ; ce sont celles de Bonnus et Schwartz (1) Neilson, (2) Sevestre et Jalaguier (3), Galliard et Souligoux (4), Harte (5), Gibbon (6), Shœmaker (7), Thomas et Schalberg (8), Lejars (9), Osler et Halsted (10), Frazier (cas III) (11), Mauclaire (12) et Hierst (13).

(1) Bonnus et Schwartz. *Thèse de Dauriac*. Paris, 1896-97.
(2) Neilson *Ann. of Surg.*, 1901, p. 68.
(3) Sevestre et Jalaguier. *Thèse de Jacob*. Paris, 1893.
(4) Galliard et Souligoux. *Soc. méd. des hôp.*, 17 nov. 1905.
(5) Harte. *Ann. of Surgery*, 1901, p. 70.
(6) Gibbon. *Ann. of Surgery*, 1901, p. 70.
(7) Shœmacker. *Ann. of Surgery*, 1902, p. 455.
(8) Thomas et Schalberg. *The Lancet*, 1904, p. 570.
(9) Lejars. *Sem. méd.*, 27 juin 1903.
(10) Osler et Halsted. *Transact. of the Assoc. of Americ. Phys.*, 1897.
(11) Frazier. *New-York med. Journ.* 1907.
(12) Mauclaire. *Soc. de chirurg.*, oct. 1907.
(13) Hirst. *American Medecine*, 1903, p. 222.

Sur ces 14 opérations, on compte 4 morts. Le malade opéré par Schwartz était atteint d'angiocholite. On ouvrit un abcès au niveau du hile du foie et on ne toucha pas à la vésicule qui semblait saine. En somme, on n'a pratiqué aucun drainage des voies biliaires. Dans le cas de Sevestre et de Jalaguier, on crut à une inflammation primitive de l'appendice ; la cholécystite passa inaperçue.

Le malade de Neilson, opéré dans un état très grave, succombe à la péritonite peu de jours après l'opération ; celui d'Osler et Halsted n'est mort que 23 jours après de toxémie ; la vésicule à parois friables et nécrotiques était perforée. Il est donc juste de réduire le nombre des morts à 2 sur 12 observations.

Dans ces conditions, la mortalité comparée de l'opération au cours de la maladie et pendant la convalescence n'accuse pas un grand écart :

22,70 p. 100 dans la première, 16,6 p. 100 dans la seconde.

En totalisant les cas d'opérés au cours de la maladie et dans la convalescence, on obtiendrait, en ne tenant compte que des opérations réellement faites sur les voies biliaires et complètes un chiffre de 34 opérés avec 7 morts, soit 22,3 p. 100 de mortalité (Quénu).

CHAPITRE II

SYMPTOMATOLOGIE

La symptomatologie de l'infection des voies biliaires par le bacille d'Eberth est loin d'être univoque pour des raisons *anatomiques*, *bactériologiques*, *évolutives* et *individuelles*.

En effet, si l'infection peut être uniformément généralisée à toutes les voies biliaires, le plus souvent elle prédomine assez en une partie de l'arbre excréteur de la bile, voies biliaires intra-hépatiques, voies extra-hépatiques, vésicule biliaire, pour donner au tableau clinique une physionomie toute différente.

La virulence variable du bacille d'Eberth, comme de ses autres propriétés, à tel point que chaque jour on décrit de nouvelles séries intermédiaires à l'Eberth classique et au coli-bacille, joue aussi un rôle dans la physionomie clinique.

Le moment de l'apparition de la complication biliaire vis-à-vis de la fièvre typhoïde ou même son apparence cliniquement primitive et complètement distincte de la dothiénentérie permettent aussi des divisions cliniques.

Enfin, il faut toujours tenir compte des prédispositions réactionnelles individuelles, qui empêchent de ramener la médecine à des schemas absolus.

Il n'en est pas moins vrai, que ces divers facteurs de variabilité, n'ont pas la même importance et que le premier, la localisation anatomique, l'emporte de beaucoup sur les autres, et même sur le facteur évolutif, qui permet pourtant une classification assez rationnelle des infections biliaires éberthiennes en secondaires et primitives, selon qu'elles ont ou non, un rapport clinique évident avec la fièvre typhoïde, les infections secondaires étant à leur tour divisées en 2 classes, selon qu'elles surviennent pendant ou après la fièvre typhoïde.

Tout en choisissant comme critérium de classification le facteur anatomique, nous n'abandonnons pas complètement le facteur évolutif, qui nous permettra d'établir des sous-groupes très importants à connaître.

Nous étudierons donc successivement sous le nom d'*Angiocholites aiguës*, l'infection des voies biliaires sans manifestations cholécystiques importantes et sous le nom de *Cholécystites aiguës*, les infections biliaires, dont le tableau clinique est, avant tout, constitué par des symptômes vésiculaires.

A chacun de ces deux grands types cliniques correspondent d'ailleurs, chacune de nos 2 observations personnelles, dont l'analyse servira de base à notre double description.

Les détails, dans lesquel nous serons entrés, à propos

de ces deux types, nous dispenseront de décrire, dans une vue d'ensemble, l'angiocholécystite aiguë, où coexistent les symptômes de l'angiocholite et de la cholécystite aiguë.

A. LES ANGIOCHOLITES AIGUES.

Si Chiari a trouvé 19 fois sur 22 cas le bacille d'Eberth dans la bile des typhiques et si l'expérimentation réalise, presque sans exception, l'infection biliaire dans la bacillemie éberthienne, il n'en est pas moins vrai que dans la règle, l'infection biliaire est si légère et si passagère qu'elle ne se traduit par aucun signe clinique.

C'est ce qui explique que si la présence du bacille d'Eberth est presque constante dans les voies biliaires à un moment donné de la fièvre typhoïde, les angiocholites aiguës sont relativement rares. Qu'elles surviennent dans le cours de la fièvre typhoïde, dans la convalescence, ou qu'elles marquent une rechute, leur physionomie, caractérisée essentiellement par l'ictère, est à peu près la même et leur diagnostic facile. Nous ne croyons donc pas utile de les diviser en précoces et tardives, comme nous ferons pour les cholécystites selon qu'elles apparaissent dans le cours ou dans la convalescence de la maladie.

Par contre l'intérêt clinique et théorique qui s'attache aux angiocholites éberthiennes dites primitives, c'est-à-dire qui apparaissent en dehors de toute relation avec une fièvre typhoïde, nous oblige à les étudier à part et à montrer leur rôle dans certains ictères infectieux.

Enfin, certaines cirrhoses biliaires ne paraissent pas seulement liées à une ancienne fièvre typhoïde compliquée d'ictère, mais, peuvent dériver d'angiocholites éberthiennes primitives.

Aussi, les citons-nous, après les angiocholites liées à la fièvre typhoïde et les angiocholites éberthiennes primitives, comme étant les sequelles des unes et des autres.

Nous étudierons donc :

I. *Les angiocholites aiguës de la fièvre typhoïde*;

II. *Les angiocholites éberthiennes primitives*;

III. *Les angiocholites chroniques et cirrhoses biliaires éberthiennes*.

I. Les angiocholites aiguës de la fièvre typhoïde.

Les angiocholites aiguës de la fièvre typhoïde ont comme symptôme caractéristique et révélateur : l'ictère, car, pour ne pas compliquer, nous n'envisageons pas la possibilité de l'existence clinique d'angiocholites éberthiennes non ictériques.

Selon la gravité de l'état général accompagnant cet ictère angiocholitique, et non selon l'intensité de cet ictère, car il n'y a pas de proportionnalité entre l'ictère, l'angiocholite et la gravité de l'infection ; nous diviserons les angiocholites aiguës en trois groupes selon que leur tableau clinique répond au type classique de l'ictère catarrhal, à celui de l'ictère infectieux de moyenne intensité, dit encore ictère infectieux bénin, ou à celui de l'ictère grave, syndrome complexe où aux symptômes angiocholitiques s'ajoutent ceux de l'insuffisance hépatique aiguë, voire même de l'insuffisance hépatorénale.

1° Angiocholites aiguës à type d'ictère infectieux de moyenne intensité.

Nous commençons par ce type parce que c'est à lui que répond notre observation personnelle.

Nous la rapportons ici in extenso.

OBSERVATION I (*personnelle*)

Pleurésie gauche séro-fibrineuse ponctionnée. — Fièvre typhoïde à la période d'état. — Chute de la température et ictère orthopigmentaire par angiocholite aiguë. — Réitération de la fièvre typhoïde — Persistance du stade amphibole. — Signes de tuberculose pulmonaire. — Pleurésie purulente. — Mort dans la cachexie.

Madame M... âgée de 52 ans, cuisinière, entre le 15 septembre 1908, à l'Hôtel-Dieu, salle Ste-Martine n° 26, dans le service de M. André Petit, remplacé par M. Laignel-Lavastine.

Antécédents héréditaires et collatéraux. — Les parents de la malade sont bien portants. Elle a eu 8 frères et 6 sœurs : 10 sont encore vivants.

Antécédents personnels. — Réglée à 13 ans, M... n'a jamais été malade. Elle a eu 12 enfants, tous vivants.

Histoire de la maladie. — La maladie actuelle paraît remonter à un mois et demi environ. A la fin d'août M... était entrée à l'hôpital Necker sur le conseil de son médecin. Elle avait une pleurésie gauche. Le surlendemain de son entrée on lui fit une thoracentèse qui évacue près de 2 litres de liquide citrin. Soulagée par la ponction, M... rentre chez elle dans les premiers jours de septembre. Mais bientôt se sentant mal à l'aise et fébrile, elle entre à l'Hôtel-Dieu dans un état typhoïque.

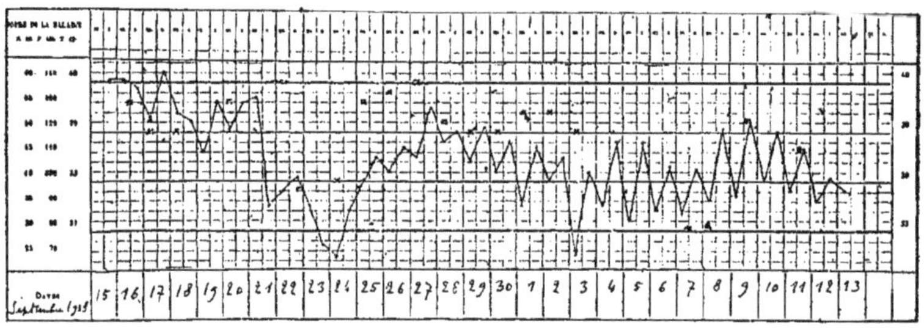

Fig. 1
Cliché de M. Laignel-Lavastine, dû à l'obligeance de la *Société Médicale des hôpitaux*.

Examen à l'entrée : 16 septembre. — La figure rouge, le regard brillant, la langue sèche, la malade, couchée sur le dos, paraît très profondément déprimée.

Elle répond très mal aux questions qu'on lui pose, ses souvenirs sont confus ; elle ne peut préciser aucun détail de sa maladie.

La peau est sèche et chaude, sans taches rosées lenticulaires et sans la moindre trace d'ictère.

Les lèvres sont fuligineuses, le pharynx un peu rouge, l'abdomen légèrement ballonné, la rate perceptible. Le cœcum gargouille. Le foie, qui paraît augmenté de volume déborde de 3 travers de doigt les fausses côtes. Les matières fécales sont diarrhéiques et jaune ocre.

La respiration est relativement peu accélérée et l'expectoration nulle. L'examen physique de la poitrine révèle à la base gauche les signes d'un épanchement pleural : matité, vibrations vocales abolies, respiration extrêmement affaiblie.

Une ponction exploratrice ramène un liquide séro-fibrineux.

L'examen cytologique montre des « hématies » et des « lymphocytes ».

Le pouls bat à 128, régulièrement.

La température est de 40°.

Le cœur est normal, la pointe dans le 4e espace.

Les urines, rares et foncées, donnent par l'acide azotique la triple réaction des urates, de l'albumine et de l'indican. Il n'y a pas de sucre. Les réflexes tendineux sont normaux. La séro-réaction de Widal est positive à 1/30.

On pose le diagnostic de fièvre typhoïde vraisemblablement à la période d'état. Traitement : quinine, bains à 28°, lavements froids, café.

17 septembre. Légère amélioration : langue humide, pouls à 116, température : 39°3 le matin.

18-19 septembre. Etat stationnaire sérieux.

20 septembre. Le matin, la malade est encore dans le même état (température : 39°, pouls : 128), mais le soir l'état s'aggrave brusquement : facies pâle, excavé, nez effilé et pincé, yeux enfoncés dans l'orbite, pouls rapide, petit, serré, respiration rapide et superficielle indiquant un collapsus cardiaque avec tendance lipothymique qu'aucun signe local, abdominal, intestinal ou péritonéal, ne permet d'expliquer. Spartéïne, caféïne, huile camphrée.

21 septembre. Alors que le matin la température est à 38°5, brusquement dans la journée elle tombe à 37°5. Cette chute brusque de la fièvre, sans amélioration de l'état général et sans symptômes d'hémorragie ou de perforation fait penser à la possibilité d'une complication hépatique. L'apparition immédiate d'un léger subictère des conjonctives et de la peau confirme cette hypothèse.

Une légère douleur existe spontanément sur le rebord castral droit : elle augmente un peu par le palper.

Les urines sont rares et foncées, sans réaction de Gmelin. La diarrhée persiste, mais moins liquide et plus jaune.

22 septembre. Premier jour de l'ictère franc. La température oscille entre 37°8, et 38°.

23 septembre. L'ictère est encore plus prononcé que la veille. La peau a la couleur habituelle de l'ictère orthopigmentaire par rétention. Les conjonctives et la face inférieure de la langue sont fortement colorées en jaune.

Les urines sont foncées de couleur bière brune; trop concentrées elles ne donnent pas par l'acide nitrique la réaction du pigment rouge brun, mais étendues d'eau elles permettent de mettre en évidence la réaction de Gmelin. Elles contiennent de l'urobiline.

Les matières sont claires, mais non décolorées.

Le pouls bat à 100, régulièrement. La température continue à baisser (37°5, le matin, 36°7, le soir).

24 septembre. L'ictère cutanéo-muqueux toujours aussi intense s'accompagne toujours d'urines foncées, albumineuses, contenant de l'indican, et des pigments biliaires. Matières fécales diarrhéiques, jaune clair, mais non décolorées.

Pouls à 100.

Température : 36° 5, le matin ; 37° 5, le soir.

25 septembre. Même ictère. Le foie est perceptible à la palpation, gros mais non douloureux. On ne sent pas la vésicule biliaire. La malade est très abattue ; la tête est congestionnée, les pommettes très rouges.

Le pouls remonte à 130, est régulier, mais très petit.

La température, le matin à 37° 9, atteint le soir à 38° 5.

26 septembre. Même aspect de l'ictère et de l'état général très grave.

Les urines sont rares et foncées.

Les selles sont verdâtres, diarrhéiques. La malade crache un peu de sang.

La température oscille autour de 38°5 et le pouls autour de 130.

La séro-réaction de Widal est positive à 1/50.

L'hémoculture, selon le procédé de Lemierre (ensemencement de 10 cc. de sang pris directement dans la veine du bras dans 500 cc. de bouillon) fournit une culture pure de bacilles d'Eberth qui agglutine nettement le sang de la malade et le sérum de 2 autres typhiques.

Traitement : XX gouttes de la solution alcoolique de digitaline Nativelle.

27 septembre. L'état est stationnaire, la malade délire un peu.

T : 38°5, 38, 7.

Pouls : 130.

28 septembre. L'ictère est toujours marqué, le pouls régulier à 135, la température ascendante (38° 5 le matin, 39° 5 le soir). la respiration normale.

Traitement : digitaline, X gouttes.

29-30 septembre. L'ictère décroît ; la température se maintient vers 39°, le pouls vers 129.

Digitaline, X gouttes.

1er octobre. L'ictère est maintenant peu marqué, la langue moins sèche, les urines encore foncées mais un peu plus abondantes. La diarrhée n'est plus verdâtre, mais franchement ocre.

T. : 38°2 ; 38°9.

Pouls : 120, régulier.

On découvre sur l'abdomen et le dos des taches rosées lenticulaires s'effaçant à la pression.

La respiration est à 30. On entend des râles sibilants à droite et des frottements à la base gauche.

L'état général est meilleur.

2-3 octobre. Il n'existe plus qu'un subictère très peu marqué. L'état général s'améliore. La langue est rose, humide, l'abdomen non douloureux ; la diarrhée ocre persiste. On voit toujours des taches rosées lenticulaires.

Le cœur est régulier, le pouls à 120 ; la tension artérielle est de 14 cm. Hg à la radiale avec le sphygmomanomètre de Potain.

T. : 38°, 38°5.

Frottements pleuraux à la base gauche.

4-7 octobre. L'état général bon coïncide avec la disparition complète de tout ictère et l'abaissement progressif de la température. C'est le stade amphibole. Le pouls persiste à 120 environ.

8 octobre. La température remonte à 39° le soir.

9 octobre. Avec la fièvre vespérale apparaît une intolérance gastrique absolue coïncidant avec la suppression de la diarrhée. Traitement : boissons glacées, potion de Rivière.

10-13 octobre. Une apyrexie relative s'installe, coupée

le 13 au soir d'une ascension à 39°2. La diarrhée a disparu ; la malade s'alimente un peu ; le cœur est régulier, mais rapide. On entend des râles de bronchite dans toute la poitrine.

14 octobre. A la face antérieure de la cuisse existe une tuméfaction fluctuante causée vraisemblablement par une infection hypodermique.

La poitrine est encombrée de râles, le cœur rapide, mais bien frappé. M. André Petit reprend le service.

15-31 octobre. — La fièvre, pour ainsi dire nulle le matin (37°,3) monte à 38°, ou 39° le soir. En même temps la malade tousse de plus en plus. On constate au sommet droit, de la matité avec vibrations exagérées, respiration diminuée, expiration prolongée et craquements secs.

Les frottements de la base gauche s'atténuent, remplacés par du silence respiratoire.

1er-15 novembre. : La malade est de plus en plus déprimée, minée par la fièvre hectique, qui l'empêche de s'alimenter d'une façon suffisante, les oscillations de la température prennent une plus grande amplitude. On entend des râles, humides dans la poitrine, montant au sommet droit, en arrière.

16-30 novembre : La phtisie s'aggrave. On entend au sommet droit des signes cavitaires : matité, souffle amphorique, gargouillement, pectoriloquie, bronchophonie.

A la base gauche, persiste un point de côté avec matité, silence complet et abolition des vibrations remontant jusqu'à l'épine de l'omoplate. Une ponction exploratrice faite avec l'aiguille de la seringue de Pravaz ne ramène pas de liquide.

1er-19 décembre : Les signes physiques d'un épanchement augmentent encore à gauche d'intensité : matité, abolition des vibrations et disparition totale de la respiration dans tout le poumon gauche.

La cachexie est considérable ; la fièvre hectique continue. La malade ne s'alimente plus.

20 décembre : Mort.

Autopsie, le 21 décembre à 10 heures du matin.

Le cadavre est très amaigri.

A l'ouverture du thorax, on constate l'intégrité du péricarde et du cœur, et des lésions considérables des poumons et des plèvres.

Le *poumon droit* fortement adhérent présente une grosse caverne dans son lobe supérieur et des lésions de broncho-pneumonie chronique tuberculeuse banale dans toute sa hauteur.

Le *poumon gauche* est réduit à un petit moignon atélectasié par un énorme épanchement purulent vert, blanchâtre, granuleux ; les plèvres sont épaisses et granuleuses. D'après l'aspect macroscopique il parait bien s'agir d'une pleurésie tuebrculeuse secondairement infectée.

Dans l'abdomen on ne trouve pas trace de péritonite.

Le foie est volumineux, jaune clair, tacheté de marbrures ; la vésicule n'est pas augmentée de volume et ne contient pas de calculs.

A la coupe, le foie apparaît en complète dégénérescence graisseuse ; on y enfonce facilement le doigt ; il n'y a pas de sclérose ; les lumières des canaux hépatiques ne sont pas élargies, il n'y a pas d'abcès péri-angiocholitiques. Les grosses voies biliaires ne présentent pas sur leur trajet de reliquat d'obstacle matériel, au cours de la bile.

La rate est augmentée de volume. Dans l'intestin grêle on

retrouve facilement les ulcérations guéries des plaques de Peyer.

En résumé, il s'agit d'un *ictère*, qui a évolué à la manière d'un *ictère infectieux*, et qui est survenu au cours d'un état typhoïde.

L'interprétation de ce cas nécessite donc la critique des faits qui furent observés, *avant*, *pendant* et *après* l'ictère.

Avant l'ictère, il faut considérer deux épisodes différents: une *pleurésie séro-fibrineuse* et un *état typhoïde*. La pleurésie séro-fibrineuse est trop éloignée du début de l'état typhoïde pour qu'on puisse la considérer, comme dans les cas d'Achard (1) comme une pleurésie à bacille d'Eberth. La *lymphocytose* tardive, que nous avons constatée ne serait d'ailleurs pas un argument contre cette interprétation, car on voit que, si au début des épanchements pleuraux séro-fibrineux éberthiens, la réaction est polynucléaire, elle devint lymphocytique à la période de terminaison. De plus, l'évolution postérieure de la maladie aboutissant à la pleurésie purulente et la phtisie nous permettent de conclure qu'il s'agit de *pleuro-tuberculose primaire*.

L'état typhoïde est évidemment dû à la dothiénentérie ; la séro-réaction de Widal positive permet de le penser : la malade n'ayant jamais eu d'état typhoïde antérieur autorisant à expliquer par une ancienne atteinte, la réaction ; l'hémo-culture, qui donne une culture pure de ba-

(1) Achard, *Semaine médicale*.

cilles d'Eberth, permet d'affirmer qu'il s'agit bien de dothiénenterie. Un rapport entre la pleurésie et la fièvre typhoïde ne pourrait donc être cherché que dans la possibilité d'une contagion hospitalière. Seule une enquête à l'hôpital Necker pourrait peut-être fournir une réponse à cette question.

Pendant l'évolution de l'ictère, nous avons à examiner le *début* brusque, la période *d'état*, la *terminaison*.

Le *début* brusque s'est caractérisé par l'exagération de la gravité de l'état général, le collapsus cardiaque, la chute de température, le pouls très rapide et petit et l'apparition d'un subictère qui en 24 heures devint un ictère franc orthopigmentaire, avec urines bilieuses sans décoloration des matières fécales. A la période *d'état* persista le même ictère orthopigmentaire, avec urines rares foncées et matières jaune clair, avec tuméfaction douloureuse du foie, mauvais état général, langue sèche, pouls petit et rapide, et délire onirique léger.

La *terminaison* se caractérise par de la diarrhée verdâtre, l'augmentation des urines moins foncées, la disparition de la douleur hépatique, l'amélioration de l'état général et, en dernier lieu, la disparition progressive de l'ictère.

L'abaissement de température, dû à l'ictère, étant passé, on assista à une réitération typhique, caractérisée par une reprise fébrile et des taches rosées lenticulaires.

La convalescence ne s'établit jamais ; au stade amphibole succéda la fièvre hectique et la malade phtisique mourût cachectique avec pleurésie purulente.

Une observation très comparable a été récemment communiquée à la Société médicale des hôpitaux par M. *Pissavy* (1).

Un typhique de 25 ans, sans antécédents pathologiques, est admis en juillet 1907 dans le service de M. Lion, à l'hôpital de la Pitié. Son affection évolue normalement et le 13 août, le malade convalescent, part pour Vincennes. Mais il en revient bientôt après, le 26, avec une rechute.

Cette rechute se caractérise par tous les symptômes classiques de la dothiénentérie : taches rosées, douleur et gargouillement dans la fosse iliaque droite, diarrhée ocre, tuméfaction de la rate, dissociation du pouls qui bat 70 fois à la minute et de la température qui dépasse 40°.

On ne constate à ce moment aucun symptôme hépatique.

Dès le lendemain de son arrivée, c'est-à-dire le 27 août, le malade est soumis à la balnéation froide. Le 1er bain n'amène aucune rémission. Le 2e abaisse la température de 40° à 38°,7. A partir de ce moment, et malgré la suppression des bains, la température continue à descendre pour atteindre 37°,2 le 31 août.

Mais il est facile de se rendre compte que cette rémission thermique est loin de correspondre à une amélioration véritable. Le pouls devient plus rapide, l'état général s'aggrave et le malade est pris de vomissements bilieux.

Le 1er septembre, la température restant au voisinage de la normale et tous les symptômes précédents persistant on note pour la 1re fois un léger subictère. Le lendemain il y a de l'*ictère franc*, avec réaction de Gmelin dans les urines, mais sans décoloration des matières fécales. A ce moment, le foie mesure 15 cm. sur la ligne mamelonnaire et est très sensible à la pression.

(1) A. Pissavy. L'ictère dans la fièvre typhoïde. Société méd. des hôp., 20 mars 1908, p. 424-428.

Pendant 3 jours aucune modification importante ne se produit. Le 5 septembre la température qui était à 38° 3 le matin passe à 39°, 7 le soir. Elle reste élevée le 6 et s'abaisse d'un degré le 7 et le 8, sans aucune modification dans l'état du malade.

Dans la journée du 8, ce malade, qui, depuis 2 jours, parle constamment de sa fin prochaine, quitte brusquement l'hôpital, pour aller dit-il, mourir chez lui.

Ce triste pressentiment ne se réalise pas, et à quelques temps de là le malade fut retrouvé à l'hôpital Cochin, encore en assez mauvais état, mais ne présentant plus ni ictère, ni hypertrophie du foie. Quelques semaines plus tard la guérison était complète.

Pendant la maladie, la séro-réaction de Widal avait été positive.

A cette observation récente, on peut en ajouter 3 autres, très comparables, rapportées par Griesinger dans son traité des maladies infectieuses (1).

Dans le premier cas, chez un enfant de 4 ans, la récidive eut lieu pendant la convalescence, consécutivement à l'usage de pommes et de vin aigri ; une fièvre intense et une forte diarrhée s'établissant de nouveau prirent aussitôt un caractère grave. Au bout de la 2e semaine des taches rosées apparurent, dans le cours de cette semaine, alors que la température était très élevée (matin et soir : 40° 3 — 41° 5) de légères convulsions survinrent avec des soupirs et du délire. Au 15e jour l'ictère se déclara, on trouva dans l'urine de la matière colorante, de la bile et beaucoup d'urée, le foie était un peu volumineux et sensible à la pression.

(1) W. Griesinger. Traité des maladies infectieuses, trad. Lemaitre 2e édit. revue par E. Vallin, 1877, pp. 333-342.

Dans les jours suivants, le malade complètement ictérique présentait le tableau d'une affection cérébrale grave, il reposait comme plongé dans un profond sommeil, il avait des convulsions musculaires généralisées, de la fréquence des pouls (92-108), *des selles colorées.*

Avec les progrès de l'ictère, la température baissa rapidement et considérablement en 24 heures, de 40°, 6 à 37° 5 ; l'ictère et les symptômes cérébraux durèrent 5 jours, les exacerbations du soir étaient intenses, tandis que les rémissions du matin étaient considérables ; une amélioration successive de tous les phénomènes se manifesta, la fièvre cessa et à la quatrième semaine le malade entrait en convalescence.

Dans le 2e cas, chez une jeune fille de 20 ans l'ictère survint au 11e jour d'une récidive, avec frissons répétés, douleurs, sensibilité et tuméfaction du foie, hypertrophie de la rate, des selles fortements colorées par la bile, bronchite, fièvre intense et apathie considérable. Au 6e jour de l'existense de l'ictère, au milieu de phénomènes morbides graves, des selles colorées surviennent, elles se répètent jusqu'au 10e jour, il y a de l'adynamie, de la stupeur et de l'inégalité des pupilles. Au 10e jour l'ictère diminue, et il disparaît au bout de 3 semaines, au milieu d'une amélioration successive de tous les symptômes ; 7 semaines après le début de la récidive la malade était guérie.

Ces 2 cas furent traités à l'époque des symptômes graves par la quinine. Ces faits rappellent un cas de *Frerichs,* où la mort survint ; à l'autopsie on trouva dans le foie des noyaux de tissu détruit, brun et ramolli.

Le 3e cas de Griesinger diffère des précédents en ce que l'ictère y apparaît d'origine calculeuse.

Il s'agit d'une femme de 28 ans qui dit avoir été déjà jaune plusieurs fois surtout au moment de ses règles.

« Elle était, écrit Griesinger (1) à la fin de la 3e semaine

(1) GRIESINGER, *loc. cit.* p. 335.

de sa fièvre typhoïde, et elle présenta une coloration ictérique légère et passagère ; à la 6e semaine, les phénomènes d'une péritonite circonscrite à la région hépatique se développèrent avec rapidité. Quelques jours après, parut un ictère qui augmenta considérablement les jours suivants ; la fréquence du pouls était toujours considérable, il y avait eu de l'herpès labial et du frisson ; une tumeur douloureuse se forma à droite de l'ombilic, vraisemblablement par inflammation de la vésicule biliaire, le foie gonfla, la température s'abaissa ; le pouls était toujours fréquent et la malade tombait dans une prostration extrême. A la fin de la 7e semaine l'ictère diminue, la convalescence semble s'établir dans la 8e semaine, lorsque tout à coup un nouvel accès apparut avec frisson, ictère, vomissement et phénomènes nerveux de péritonite : ces accès se répétèrent encore deux fois plus tard, chaque fois ils menacèrent la vie et ils disparurent par un traitement avec l'opium à haute dose. Après 4 mois de séjour à l'hôpital, la malade était guérie. Les selles étaient pendant la durée de l'ictère, tantôt colorées, tantôt incolores ».

Sander a rappelé un cas tout à fait semblable, mais qui se termina par la mort (1).

Ce sont là des ictères infectieux de moyenne intensité selon le terme de Pissavy, et que leur symptomatologie permet de distinguer d'une part de l' « ictère catarrhal » et d'autre part de l' « ictère grave », qui sont les deux termes extrêmes des formes cliniques des ictères infectieux.

2° Angiocholites aiguës légères à type d'ictère catarrhal

Comme les angiocholites aiguës à type d'ictère infectieux de moyenne intensité, des angiocholites aiguës

(1) Sander. *Deutsche Klinik*, 1861, p. 70.

légères à type d'ictère catarrhal s'observent dans la fièvre typhoïde, mais leur bénignité même a fait que l'attention a été moins attirée sur elles que sur les autres formes cliniques des angiocholites aiguës.

En voici cependant quelques exemples pris dans la littérature médicale.

Sur 600 cas de fièvre typhoïde, Griesinger n'a observé que 10 ictères. Ces ictères sont d'ailleurs de pathogénie variable.

En dehors des 3 cas que nous avons rapportés, et d'une observation de septicopyohémie, il nous reste à signaler dans le livre de Griesinger *7 ictères bénins* (1).

« A la 3e ou 4e semaine de la fièvre typhoïde, un ictère très fugace s'accompagnait d'un peu de sensibilité et d'une légère tuméfaction du foie, les selles restèrent colorées, il durait quelques jours et semblait n'exercer aucune influence aggravante sur toute la maladie. Trois cas de cette espèce étaient au début assez graves ; 4 continuèrent leur cours avec un ralentissement du pouls ; tous guérirent ».

L'ictère bénin a une symptomatologie des plus réduites, dit Pissavy. La coloration des téguments, la réaction de Gmelin, l'aspect argileux que prennent parfois les matières fécales constituent les principaux éléments du tableau clinique. Mais on ne conteste jamais dans ces cas, ni les désordres nerveux, ni l'atteinte portée à l'état général, ni les modifications thermiques qui accompagnent les formes plus sévères.

(1) GRIESINGER, *loc. cit.*, p. 340.

Griesinger insiste sur ce fait que la marche régulière de la fièvre typhoïde n'est aucunement troublée par ces ictères bénins.

3° Angiocholites aiguës à type d'ictère grave.

A l'autre extrémité de la série des ictères infectieux typhiques est l'ictère grave, dont on trouve des exemples rapportés par Louis, Frerichs, Griesinger, Murchison et Sabourin.

L'observation de Sabourin (1) est particulièrement remarquable. C'est un exemple assez rare d'atrophie jaune aiguë du foie survenant au cours de la fièvre typhoïde chez un homme ne présentant point de lésion antérieure du foie et des reins. A ce titre elle mérite d'être rapportée ici avec quelques détails.

Il s'agit d'un homme de 29 ans, mécanicien, entré le 16 avril 1879 dans le service du Pr Jaccoud, à l'hôpital Lariboisière. C'est la première fois que cet homme est sérieusement malade. Le début remonte à 3 semaines ; d'après les renseignements qu'il donne et ceux que l'on obtient de sa famille, il aurait été pris à cette époque d'une fièvre légère, de grands maux de tête, d'épistaxis et d'une diarrhée intense. Le 4e ou 5e jour, il s'alita avec une fièvre violente. Les épistaxis cessèrent, mais la diarrhée continua avec les autres symptômes généraux. Il y a 3 jours on s'aperçut que la peau devenait jaune.

(1) SABOURIN. Fièvre typhoïde, ictère grave. Mort. Atrophie jaune aiguë du foie. *Revue méd.* 1882, p. 600-604.

Etat actuel, 16 avril. Etat typhoïde des plus prononcés. Teinte ictérique intense sur toute la surface du corps. Ballonnement du ventre, douleurs vives au palper dans la fosse iliaque droite et jusque dans la région de l'hypochondre droit. Eruption rosée assez abondante sur l'abdomen et la poitrine et paraissant à son déclin. Langue noire, rôtie ; fuliginosités des lèvres.

Les urines, rares et foncées, donnent peu à l'acide nitrique la réaction franche de la matière colorante de la bile ; en outre, il y a un précipité d'albumine (insoluble dans l'alcool, qui dissout les diaphragmes d'acides gras biliaires). T. soir : 40°.

17. — Matin T. 40°, 5. Subdélire toute la nuit. Diarrhée abondante. Les épistaxis recommencent.

Soir : T : 40°, 1. Sulfate de quinine. Le délire est continu, sans grande agitation.

18. — Matin : T. 38° 2. L'ictère est plus intense encore. L'adynamie augmente. Sulfate de quinine.

Soir. T : 39° 2. Les épistaxis cessent, même délire.

13. — Matin. T : 39°. Même état.

Soir. T : 39°, 6. Dans la nuit, du 19 au 20, hémorragie intestinale très abondante.

20. — Matin. T. 38°, 6. Nouvelle hémorragie intestinale. Soir. 39°, 3. Etat très grave ; agitation. Ictère toujours intense.

21. — Matin. T. 40°,3. Les épistaxis recommencent. Soir. T. 40°,5.

22. — Matin, prostration complète. T. 39°,5. Soir. T. 39°,3.

23. — Mort le matin. Température au moment de la mort : 42°.

Jusqu'au dernier jour, l'acide nitrique a décelé dans l'urine la matière colorante de la bile.

Autopsie, 24 heures après la mort.

Lésions ordinaires de la fièvre typhoïde. Dans le cœcum et les dernières portions de l'intestin grêle, nombreuses ulcérations typhiques, très profondes, dont plusieurs sont recouvertes de sang. Rien de spécial dans les portions inférieures de l'intestin. La muqueuse de l'estomac est semée de petites hémorragies. En divers points il y a en outre des plaques assez larges d'hémorragie diffuse.

Les poumons sont infiltrés de liquide noir, mais ne présentent pas de foyers hémorragiques proprement dits.

La surface des plèvres est criblée de petites hémorragies. On en trouve quelques-unes sur le péricarde.

La rate est grosse, diffluente.

Le foie est diminué de volume ; il pèse 1100 grammes. Il est flasque et s'étale un peu sur la table d'autopsie. La teinte extérieure est uniforme, jaune d'ocre un peu verdâtre: A la coupe, tissu mou, friable, pâteux, dans lequel le doigt pénètre sans peine ; même coloration uniforme. Cà et là, de même que sous les capsules, il y a de petites extravasions sanguines. Rien à noter du côté de la bile ou des gros vaisseaux. La vésicule contient très peu de bile à peu près d'aspect normal. Les reins ont un volume à peu près normal. Ils sont un peu flasques. A la coupe la coloration est jaune rougeâtre, dûe manifestement à l'imprégnation biliaire. Rien de spécial du côté de l'encéphale.

Examen histologique : *Foie.* Il n'existe dans le foie aucune lésion qui puisse être mise sur le compte d'un processus pathologique antérieur, aucune trace de phlegmasie chronique. L'affection s'est développée dans un foie primitivement sain.

Aucune trace de processus inflammatoire portant sur l'élément conjonctif.

Ce qui frappe immédiatement c'est l'effacement de la lumière des capillaires sanguins et l'anémie complète du tissu. Les trabicules hépatiques, ou mieux les cellules hépatiques se touchent, et c'est seulement avec un fort grossissement qu'on voit entre elles, à la place des capillaires, des fissures, très étroites, limitées par les parois non épaissies, et souvent accolées l'une à l'autre.

Il n'y a aucune trace de processus irritatif sur le trajet de ces parois de capillaires ainsi affaissées. Mais les noyaux endothéliaux, assez mal colorés par le carmin, sont souvent difficiles à distinguer des débris environnants de cellules hépatiques fragmentés. Il n'existe pas non plus de foyers d'infiltration leucocytique en plein tissu du lobule. Il y a de ces foyers dans le foie, mais ils siègent dans les espaces-portes ou sur leurs bords.

Les cellules constituant les trabécules hépatiques sont profondément altérées, on peut dire sans exception, mais de façon diverse et à divers degrés.

La moitié des cellules à peu près est en dégénérescence graisseuse. Aucune disposition topographique régulière de cette altération ; cependant elle marche généralement par îlots, qui sont tantôt centraux, tantôt périphériques, tantôt intermédiaires par rapport aux diverses régions du lobule.

Les autres cellules sont atteintes de processus très vraisemblablement différentes de destruction cellulaire mais qui aboutissent au même résultat, la fragmentation hépatique en blocs multiples et que Sabourin appelle *fonte granuleuse.*

Cette fonte granuleuse comprend :

a. Des cellules encore disposées en trabécules, sans noyaux apparents et remplis de granulations foncées ;

b. Des cellules fragmentées en petits blocs granuleux ;

c. Des cellules enfin dont le protoplasma reste plus transparent, prend un aspect vitreux et bientôt se fragmente aussi en blocs transparents présentant une certaine réfringence. Au milieu de ces blocs on trouve parfois des éléments nucléaires fixant plus fortement le carmin et qui représentent probablement les anciens noyaux des cellules.

Tous ces processus dégénératifs se mélangent souvent entre eux. C'est ainsi que dans les cellules devenues graiseuses et vésiculeuses, ce qui reste du protoplasma sous forme de croissant est infiltré de granulations opaques et se fragmente, de sorte que les boules huileuses sont pour ainsi dire mises en liberté. De même, dans les régions où domine la fragmentation granuleuse ou vitreuse, on voit des gouttes huileuses infiltrer, çà et là, les débris du protoplasma.

De là résulte une fonte générale des trabécules hépatiques, et, dans les points les plus altérés, un mélange de blocs opaques ou réfringents et de vésicules ou de granulations graisseuses, laissant à peine entre eux des lisères excessivement déliés, vestiges des capillaires sanguins.

En de rares endroits, sur les bords des canaux-portes ou des espaces-portes, il y a des foyers arrondis, de coloration homogène, brunâtre, qui sont des foyers de destruction cellulaire mieux limités, où la fonte granuleuse est totale et partout au même degré.

Les veines sus-hépatiques sont normales. Les espaces-portes présentent, en beaucoup d'endroits, des infiltrations plus ou moins abondantes d'éléments nucléaires jaunes qui, par places, s'agglomèrent en véritables foyers.

Au milieu de la gaine conjonctive plus ou moins infiltrée d'éléments nucléaires les canaux biliaires sont très apparents. En général, ils paraissent complètement remplis par leur épithélium. Les plus fins n'offrent pas de lumière centrale entre 2 rangées régulières de cellules transparentes comme à l'état normal. Ceux qui ont un certain calibre sur une section transversale montrent leur lumière oblitérée par un bouchon épithélial.

En certains points, leur trajet est si vivement coloré par le carmin, leur pourtour est tellement infiltré d'éléments conjonctifs nucléaires qu'il semble légitime d'admettre qu'il y a là vraiment une angiocholite et une péri-angiocholite intense, celle-ci étant le point de départ de beaucoup des infiltrations leucocytiques qui se voient dans les espaces-portes.

En aucun point, les canalicules biliaires ne sortent des limites de l'espace-porte, et leur réseau n'est nullement accru.

En terminant, Sabourin fait remarquer que ces altérations sont identiquement les mêmes que celles qu'il a pu constater dans deux cas d'ictère grave primitif avec atrophie jaune aiguë du foie.

Quant aux lésions des reins, elles se bornaient d'une façon générale, à un état trouble très accentué des épithèliums des tubes contournés, à quelques lésions catarrhales des canaux collecteurs, et à la présence anormale de quelque leucocytes au voisinage de certains glomerules et de quelques artérioles. En un ou deux points on voyait des lésions plus accentuées des tubes contournés ; l'épithélium était aplati, supprimé, et, la lumière occupée par un mélange de cylindres hyalins et de cellules desquamées, fortement colorées par la bile.

Comme on le voit, ce qui caractérise cette forme, c'est l'association de deux syndromes anatomo-cliniques, l'angiocholite aiguë et l'insuffisance hépatique aiguë.

Comme l'ont montré les observations du groupe précédent, il n'y a pas de parallélisme entre l'intensité de l'un ou l'autre syndrome. On peut avoir une angiocholite aiguë intense sans insuffisance hépatique marquée. On peut aussi avoir l'inverse, c'est-à-dire, un syndrome d'insuffisance hépatique aiguë sans angiocholite, ainsi que le Professeur Roger (1) d'une part et M. Laignel-Lavastine (2) d'autre part en ont rapporté des exemples.

(1) H. Roger. Fièvre typhoïde à forme hépatique. *Presse médicale*, 28 février, 1900.

(2) Laignel-Lavastine. Insuffisance hépatique aiguë. *Presse médicale* 27 août 1902, pp. 819-822.

Dans ces cas on observait le syndrome caractérisé essentiellement par la chute de la température, les vomissements verts et des érythèmes morbilliformes et scarlatiniformes. A ces 3 syndromes cardinaux s'ajoutèrent des troubles moins spéciaux : l'urobilinurie, la diarrhée pâle, la tuméfaction douloureuse du foie, les hémorragies des muqueuses, et d'autre part les nausées, le délire, les hallucinations, l'agitation nocturne et les idées de mort. Il n'y avait pas d'ictère. A l'autopsie on constate une dégénérescence graisseuse généralisée du foie, sans aucune trace d'angiocholite.

Il s'agit là d'une forme hépatique de la fièvre typhoïde distincte des formes avec ictère dues à l'angiocholite concomitante.

Mais dans certains cas, à l'angiocholite aiguë peut s'ajouter l'insuffisance hépatique aiguë, et l'on a alors les angiocholites aiguës de la fièvre typhoïde à type d'ictère grave dont l'exemple le plus net est l'observation de Sabourin.

II. Les angiocholites éberthiennes primitives

Nous avons vu que les angiocholites aiguës de la fièvre typhoïde reproduisent le tableau des ictères infectieux.

Il était donc logique de rechercher si, parmi les ictères infectieux dits primitifs, il n'y en avait pas qui ressortissaient à l'infection éberthienne dont ils étaient une première manifestation anormale.

Le séro-diagnostic de Widal, d'une part, et l'hémoculture d'autre part, en montrant dans le sang de certains ictériques infectieux des propriétés agglutinantes pour le bacille d'Eberth ou même la présence de celui-ci, ont démontré le bien fondé de cette hypothèse.

Il est donc aujourd'hui classique d'admettre que si l'infection des voies biliaires est presque toujours lente, les lésions d'angiocholite catarrhale ou suppurée qu'elle peut déterminer donnent parfois naissance au syndrome de l'ictère infectieux le plus typique.

Comme les ictères infectieux bénins ou graves sont en général hématogènes, l'infection descendante des voies biliaires peut en être le substratum.

Des faits nombreux en faveur de cette interprétation ont été apportés par Gilbert et Lipmann, Saquepée et Fras, Netter et Ribadeau-Dumas.

Ces angiocholites éberthiennes primitives peuvent être aiguës ou chroniques, avec d'ailleurs toutes les transitions entre les deux groupes.

Comme les secondaires, elles peuvent se rapprocher aux 3 types d'ictère catarrhal, infectieux, bénin ou grave ; mais comme leur intérêt est surtout étiologique nous ne les classerons pas d'après ces sous-groupes.

Gilbert et Lippmann (1), après Grünbaun, Eckarelt, Joachein, Kohler et Kœnigstein qui avaient recherché la réaction agglutinante du bacille d'Eberth dans le sérum des ictériques avec des résultats et des interprétations contradictoires, ont repris la question sur des

(1) Gilbert et Lippmann. De la réaction agglutinante dans l'ictère. *Soc. de biologie*, 26 décembre 1903.

bases rigoureuses et absolument identiques dans tous les cas.

A 30 malades cholémiques à des degrés variables, ils ont examiné le sang par la méthode de Widal pour l'agglutination éberthienne et par la méthode de Gilbert, Herscher et Posternald pour la cholémimétrie. Or, deux fois ils ont trouvé une séro-réaction positive, en dehors de toute fièvre typhoïde antécédente.

Ils en ont conclu que le passage dans le sang des éléments de la bile ne peut, en aucune façon, être incriminé comme la cause de la réaction agglutinante. La teneur en bile du sérum sanguin, aussi élevé soit-elle, n'exerce aucune influence sur la production du phénomène.

Par contre la latence de certaines infections typhiques du tube digestif si souvent appelés embarras gastriques, et l'envahissement fréquent des voies biliaires par le bacille d'Eberth font admettre par Gilbert et Lippmann que la réaction agglutinante dans l'ictère est une réaction vraiment spécifique, relevant de la nature éberthienne de l'infection biliaire.

Quelques jours plus tard ils ont eu l'occasion de confirmer la vérité de leur hypothèse chez une jeune femme atteinte d'ictère catarrhal (1). Son affection présenta 3 périodes successives ; une première, préictérique, caractérisée par l'acuité des troubles digestifs, anorexie, diarrhée, vomissements ; une seconde période, d'ictère

(1) Gilbert et Lippmann. De l'ictère catarrhal d'origine éberthienne *Société de biologie*, 23 janvier 1904.

intense avec phénomènes nerveux marqués (céphalée, insomnie, délire, hallucinations) et sans fièvre ; enfin une 3e période de convalescence, précédée d'une crise urinaire.

Le séro-diagnostic pratiqué dès l'entrée de la malade à l'hôpital en pleine période d'ictère, fut positif à des taux de dilution très élevés La même réaction recherchée au cours de la convalescence, fut trouvée sensiblement diminuée tout d'abord et bientôt presque totalement disparue.

Peut-être par la clinique pouvait-on soupçonner l'origine éberthienne de cet ictère catarrhal typique ; la longueur de la période préictérique, l'intensité des troubles nerveux de la période d'ictère pouvaient mettre tout au moins sur la voie ; mais la recherche de l'agglutination et les variations de cette réaction strictement parallèle à la marche progressivement décroissante de la maladie permettaient seules d'affirmer l'origine éberthienne de l'infection biliaire.

Sacquepée et Fras (1), par la culture des selles, la recherche dans le sérum des agglutinines spécifiques, ont trouvé chez 16 ictériques catarrhaux 3 cas ressortissant à l'infection éberthienne.

Ces 3 malades, qui n'avaient jamais eu la fièvre typhoïde agglutinaient le bacille d'Eberth à 1/750, 1/200 et 1/50 ; leurs sérums contenaient des agglutinines spécifiques pour l'Eberth. De leurs selles on isola, dans le premier cas,

(1) Sacquepée et Fras. Pathogénie de l'ictère catarrhal ; rôle des bacilles typhiques, paratyphique et coli. *Soc. de biologie*, 25 novembre 1905, p. 534.

l'interocoque, dans le deuxième le colibacille et dans le troisième l'Eberth.

Netter et Ribadeau-Dumas, (1) dans 50 cas d'ictères infectieux fébriles avec augmentation de volume de la rate et souvent du foie, présence de pigments biliaires dans l'urine et décoloration incomplète ou passagère des matières fécales ont trouvé une séro-réaction positive du bacille d'Eberth. Mais cette agglutination avait lieu seulement à une faible dilution, très inférieure à celle que produisait encore l'agglutination des bacilles paratyphiques.

Ils tirent de ces faits les remarques suivantes :

Il est aujourd'hui bien établi, disent-ils, que certains ictères peuvent être la conséquence d'une cholécystite et d'une angiocholite éberthienne, qui semblent pouvoir être les manifestations primitives et parfois exclusives de l'infection typhoïdique. La preuve est fournie dans ces cas relativement nombreux où le bacille d'Eberth a été isolé du contenu de la vésicule ou du sang des malades. On peut arriver à la même conclusion quand le sang de ces derniers agglutine le bacille d'Eberth à une forte dilution : 1/1000 chez plusieurs malades d'Eckhart, 1/1000 dans 2 cas de Rostocki, 1/8000 dans un cas de Rudolf Muller, 1/1000 dans un cas de Zevi, etc.

(1) NETTER et RIBADEAU-DUMAS. Intervention fréquente des bacilles paratyphiqnes A de Brion et Kayser dans l'étiologie des ictères fébriles. *Soc. de biologie*, 11 novembre 1905, p. 436. — Remarques sur la date de l'agglutination et sa persistance plusieurs années après l'infection. Nouveaux cas d'ictères dus à des infections paratyphoïdes. *Soc. de biologie*, 18 novembre 1905, p. 450.

Mais dans les cas où l'agglutination est beaucoup plus faible, 1/10, 1/20, 1/30, et même 1/100, on ne saurait conclure aussi rapidement. Il y a lieu de tenir compte du fait déjà indiqué par Grünbaun en 1896, et ultérieurement par Kœnigstein et Joachim en 1903, de l'agglutinabilité de plusieurs espèces microbiennes pour le même sérum. Si certains sérums d'ictériques agglutinent des espèces aussi différentes que le bacille d'Eberth, le bacille de la dysenterie, le coli-bacille et le bacille-virgule, il y a lieu de prévoir une agglutinabilité plus manifeste encore vis-à-vis des bacilles paratyphiques, et l'on ne saurait donc affirmer l'intervention du bacille d'Elberth, que si ces bacilles paratyphiques ont été mis à l'épreuve dans la recherche de la séro-réaction. Joachim, Pratt, Blumenthal, Kayser et Forster ont prouvé, par la culture, la possibilité d'angiocholites causées par les bacilles paratyphiques A et B de Brion et Kayser.

On est donc en droit de supposer que dans la plupart des observations antérieures où l'on a cru pouvoir conclure à l'intervention du bacille d'Eberth en raison d'agglutinations faibles, sans contrôle des paratyphiques, ce micro-organisme était peut-être sans influence sur la production de l'ictère, et qu'il s'agissait en réalité d'une infection paratyphique.

Il y a là une critique très sérieuse de ces ictères infectieux où le diagnostic étiologique n'a été fait que par la réaction agglutinante, comme dans l'observation précitée de Gilbert et Lippmann.

Etienne (de Nancy)(1) vient de publier une observation

(1) Etienne, (de Nancy). *Revue médicale de l'Est.* 1903.

typique d'ictère catarrhal éberthien chez un vieillard qui n'a jamais eu la fièvre typhoïde.

Voici résumée, cette observation.

Il s'agit d'un vieillard de 64 ans, tabétique, hospitalisé depuis 16 ans, et qui, depuis 13 ans, habite une ville commune où sont souvent soignés des typhiques. Il n'a jamais eu une affection rappelant d'une façon quelconque la plus atténuée des fièvres typhoïdes.

Un matin, il présente du subictère sans augmentation de volume du foie, ni de la rate et sans douleur dans l'hypochondre droit. Les urines renferment des pigments biliaires. Les selles ne sont pas décolorées. Il a plusieurs vomissements et éprouve un léger état de fatigue, sans fièvre.

Le lendemain, les vomissements persistent, l'ictère s'accentue ; les selles ne sont pas décolorées.

Le surlendemain pas de vomissements ; selles colorées ; apyrexie. Quatre jours plus tard, guérison.

Or la séro-réaction de Widal fut positive à 1/300 et la séro-agglutination avec les bacilles de Nocenel et de Gaertner fut positive entre 1/10 et 1/30.

Quinze jours plus tard, le malade eut une seconde poussée d'ictère pendant 5 jours ; le foie n'augmenta pas de volume, ne fut pas douloureux ; les selles ne furent pas décolorées ; il y eut un état de malaise général, la température reste une journée à 37°5. Le séro-diagnostic avec l'Eberth fut encore positif.

Le sang, examiné 1 à 2 mois plus tard, donnait toujours la séro-réaction de Widal positive et l'ensemencement des selles permettait d'isoler le bacille d'Eberth.

Une nouvelle séro-réaction faite 6 mois plus tard, en excellente santé apparente, fut positive à 1/50 et douteuse à 1/100.

La semaine suivante une crise d'aortite emporte subitement le malade.

A l'autopsie, on trouve une masse d'adhérences englobant la région pylorique, le commencement du duodénum, la partie supérieure du rein droit et la tête du pancréas. On parvint à isoler la vésicule biliaire. Elle était petite, à paroi épaissie, elle ne renfermait pas de liquide, mais de nombreux calculs. Le canal cystique était très court ; les canaux hépatique et cholédoque, quoique engaînés par les adhérences étaient perméables. Le manque d'asepsie pendant la dissécation des adhérences a rendu impossible l'encemencement du contenu des voies biliaires. L'ensemencement de la partie centrale des calculs a été stérile.

La conclusion, c'est que l'élimination du bacille d'Eberth par les selles et la permanence d'un pouvoir agglutinant, très considérable, ne permettent pas d'éliminer le rôle pathogène de cet agent dans la production de la cholécystite.

Il n'y avait aucune lésion dans les organes voisins ; la périangiocholite a donc eu pour point de départ les voies biliaires.

Si cette inflammation chronique est restée complètement indolente c'est que le malade était tabétique.

Sawy et Delachanal (1) viennent d'observer à Lyon un jeune homme de 20 ans qui entra à l'hôpital pour des signes d'embarras gastrique : inappétence, céphalée et douleurs abdominales, ressenties depuis 5 jours, le malade aurait eu même quelques épistaxis, mais, à l'entrée, a fait une température de 39', une langue saburrale, des urines sombres et albumineuses, un léger subictère conjonctival ; on ne constate ni taches rosées, ni diarrhée, ni ulcérations pharyngées, ni splénomégalie

(1) Sawy et Delachanal. Ictère infectieux d'origine éberthienne. *Soc. méd. des hôp. de Lyon*, 15 décembre 1908.

bien appréciable; ni enfin aucune localisation viscérale. Deux jours après, la température était tombée progressivement à 37° et un ictère assez foncé s'était installé avec tout le cortège habituel, dont la décoloration des matières et le pouls ralenti à 58. L'apyrexie se maintint à part une élévation vespérale, pendant 4 jours un peu au-dessus de 38., l'ictère disparut progressivement et 25 jours, après son entrée, le malade sortit guéri.

Le diagnostic d'ictère catarrhal s'imposait, mais la culture du sang fut positive au point de vue du bacille d'Eberth ; le séro-diagnostic fut net à l'entrée, plus faible les jours suivants et nul après une quinzaine, la culture du sang fut positive au premier examen, et négative après une quinzaine de jours.

Cliniquement il s'agit donc d'un ictère infectieux sans signes de fièvre typhoïde, y compris l'évolution thermique, mais dont la nature est indiscutable en vertu de la présence du bacille d'Eberth dans le sang.

Un cas beaucoup plus complexe est le suivant (1). L'infection éberthienne évolua sur les tons du syndrome de Weil, ictère infectieux à rechutes. Il s'agit d'une démente, âgée de 50 ans, qui tomba subitement malade, avec fièvre et tuméfaction aiguë du foie et de la rate. A partir du second jour, elle fut prise d'un ictère, qui alla en s'accentuant. Le mouvement fébrile était intense, à type continu. Des hémorragies cutanées diffuses apparurent. Le malade mourut le 12e jour. L'épreuve de Widal fut positive à 1/800 ; et on avait constaté la pré-

(1) GRIMME. *Münchener Medizin. Wochenschrift*, 1907, n° 37.

sence du bacille d'Eberth dans le rein et dans les féces de la malade.

A l'autopsie on trouve un carcinome de la vésicule biliaire.

L'auteur pense que la tumeur avait causé une oblitération du canal hépatique, avec stase biliaire, chez une femme qui avait eu précédemment la fièvre typhoïde, d'où réauto-infection typhique.

III. Les angiocholites chroniques et cirrhoses biliaires éberthiennes

Le rôle de l'infection biliaire éberthienne hématogène est donc démontré dans la pathogénie de certains ictères infectieux qui n'ont aucun rapport clinique avec la fièvre typhoïde.

Il semble qu'on puisse aller encore plus loin et rapporter à la même pathogénie certains cas *d'ictères chroniques* simples ou splénomégaliques, tels que ceux rapportés par Hayem, Boinet, Gilbert et Lereboullet.

Quoique notre sujet ne comporte que l'infection aiguë des voies biliaires par le bacille d'Eberth, les angiocholites chroniques et les cirrhoses biliaires éberthiennes y sont trop intimement liées pour que nous ne les signalions pas ici. Elles ne sont, en effet, le plus souvent, que les séquelles d'une infection aiguë.

Hayem (1) dans un très important travail aujourd'hui

(1) Hayem. Sur une variété particulière d'ictère chronique. Ictère infectieux chronique splénomégalique. *Presse médicale*, 9 mars 1898, n° 21, p. 121.

classique, sur « l'ictère infectieux chronique splénomégalique à formes paroxystiques » rapporte 5 observations présentant le syndrome qu'il décrit : ictère chronique d'une durée indéfinie avec poussées paroxystiques passagères ; hypertrophie lisse et modérée du foie ; tuméfaction plus marquée de la rate avec sclérose progressive ; troubles digestifs et anémie assez intense.

Une seule de ces observations la première, concerne un typhoïdique.

Il s'agit d'un homme de 38 ans en 1898, qui, en 1879 eut la fièvre typhoïde. Dans la convalescence de cette maladie, il est devenu, pour la première fois ictérique, sans crises douloureuses ; à partir de cette époque, c'est-à-dire depuis 19 ans, l'ictère ne l'a plus quitté.

En 1886 il présentait un subictère assez marqué. Les selles abondantes, liquides, diarrhéiques, étaient colorées, souvent bilieuses ; les urines contenaient exclusivement de l'urobiline ; le sérum sanguin, teinté en jaune, donnait la réaction de Gmelin. Il existait un peu de tuméfaction du foie, une tuméfaction plus marquée de la rate, et enfin une forte anémie.

Depuis lors, le malade, qui est un infantile, est resté visiblement dans le même état, mais il a eu à plusieurs reprises des poussées d'ictère biliphéique plus ou moins intense, plus ou moins prolongées.

Aujourd'hui, après les recherches de Chauffard (1) et Widal (2) sur les ictères hémolytiques, il parait évident

(1) Chauffard. *Soc. méd. des hôp.*, 1907.
(2) Widal. *Soc. méd. des hôp.*, 1907.

que cette observation, comme les 4 autres de Hayem, doit rentrer dans ce groupe.

Dans cette hypothèse, il est possible que, la fièvre typhoïde ait joué un rôle dans le déterminisme de l'ictère, mais ce ne semble plus être par l'intermédiaire de l'infection des voies biliaires et par conséquent nous n'avons pas à nous en occuper

Boinet (1) a aussi rapporté 3 cas d'ictères chroniques consécutifs à la fièvre typhoïde, mais l'influence héréditaire y est tellement évidente qu'on peut être amené à faire des réserves sur le mécanisme pathogénique.

Quoiqu'il en soit, le premier malade eut à 18 ans une fièvre typhoïde grave à la suite de laquelle il présenta un ictère généralisé qui persiste encore 21 ans après ; un fils de ce malade eut à 16 ans une fièvre typhoïde, puis un ictère qui, 2 ans plus tard, existe encore avec les caractères d'un ictère splénomégalique ; une fille enfin du 1er malade, eut à 15 ans une fièvre typhoïde suivie de jaunisse, persistant encore, lors de l'examen par Boinet, 7 mois plus tard.

Gilbert et Lereboullet (2), en 1906, ont montré que *l'ictère chronique simple à forme pure*, c'est-à-dire sans augmentation appréciable du volume du foie et de la rate, et qui paraît d'allure assez bénigne, est la conséquence d'une angiocholite chronique qui peut s'observer à la suite d'une fièvre typhoïde, comme dans le cas suivant.

(1) Bionet. Sur l'origine infectieuse de la maladie de Hanot. *Arch. générales de médecine*, *1898*. Avril, p. 385.

(2) Gilbert et Lereboullet. Ictère chronique simple post-typhique. *Soc. de biologie*, 2 juin 1906, p. 938.— Cirrhoses biliaires d'origine eberthienne. *Soc. de biologie* 15 avril 1905, p. 706.

Il s'agit d'une femme de 19 ans. qui n'a eu jusqu'à 17 ans aucune maladie, réserve faite de légers troubles dyspeptiques et d'épistaxis assez fréquentes.

A 17 ans, fièvre typhoïde d'évolution normale, en septembre et octobre 1904. Mais la fièvre reste élevée pendant environ 2 mois après la terminaison apparente de la maladie.

En janvier 1905, peu après la cessation de tout mouvement fébrile, apparut un ictère assez intense avec imprégnation conjonctivale, mais sans décoloration des matières. Pas de douleurs au niveau du foie, de volume normal. Pendant 8 mois, l'ictère reste à peu près stationnaire, s'accompagnant de cessation des règles, entraînant un amaigrissement assez marqué. Puis, réapparition des règles en octobre 1905, et amélioration progressive, mais sans disparition complète de l'ictère.

Nouvelle poussée d'ictère dans les premiers jours de janvier 1906, puis, après un mois, l'ictère a diminué d'intensité et est actuellement considéré par la malade comme très léger. Toutefois il est encore nettement appréciable, avec léger subictère des conjonctives, et avec teinte jaune assez marquée de la paume des mains.

Il n'y a aucun trouble objectif du côté du foie. La rate ne se sent pas à la palpation et la matité splénique n'excède pas 7 à 8 c. dans son grand axe.

Le sérum est franchement cholémique et la cholémimétrie indique une proportion de bilirubine égale à 1/15.000.

Il y a des traces d'urobiline dans les urines et les selles sont normalement colorées.

Dans tous ces faits d'angiocholite chronique, l'apparition de l'ictère presque aussitôt après la terminaison de la fièvre typhoïde met en évidence l'influence de celle-ci dans la production de l'angiocholite cause de l'ictère.

Mais pour tous, font remarquer Gilbert et Lereboullet, on peut se demander s'il y a bien eu *hétéro-infection* par le bacille d'Eberth, ou s'il y a eu seulement *auto-infection* secondaire à la fièvre typhoïde. De même, la lithiase biliaire post-typhique tantôt est dûe au bacille d'Eberth lui-même, tantôt a pour agent le coli-bacille et les divers germes habitant normalement les voies biliaires, et, dans ce second cas, la fièvre typhoïde n'a été que la cause occasionnelle favorisant l'auto-infection.

Qu'il y ait ou non auto-infection secondaire en action directe du bacille d'Eberth, le rôle de la fièvre typhoïde n'en est pas moins important.

Il y a toutes les transitions entre les ictères chroniques et les cirrhoses biliaires. Il n'est donc pas étonnant que les angiocholécystite éberthiennes puissent être aussi bien cirrhogènes que catarrhales, pyogènes et litho gènes.

On constata la réalité de ce mécanisme qu'ont démontré Gilbert et Lereboullet (1) à l'aide des 5 observations suivantes :

Dans la première, il s'agit d'une jeune fille de 16 ans qui consulta en novembre 1902 pour une jaunisse dont le début apparent remontait à 2 mois.

Sans antécédent biliaire personnel ou familial, à 6 ans et demi, elle eut une fièvre typhoïde. Depuis, elle a toujours conservé la peau brune et est devenue sujette aux migraines et aux somnolences digestives, mais elle restait bien portante, lorsqu'en septembre 1902, on constate pour la pre-

(1) Gilbert et Lereboullet, *loc. cit.* 15 avril 1905, p. 706.

mière fois l'existence d'une jaunisse marquée avec urines foncées et selles mastic.

La jaunisse, au bout de 3 semaines, diminua notablement sans disparaître, puis revient à nouveau plus intense. En même temps démangeaisons marquées, boulimie, épistaxis.

Lors du premier examen, la malade est franchement ictérique, avec urines faiblement cholémiques, fortement urobilinuriques ; selles décolorées, foie gros, ferme, indolent, mesurant 15 cm. sur la ligne mamelonnaire, rate mesurant 20 cm. dans son grand axe.

Dans les semaines qui suivirent, la malade, dont les doigts sont hippocratiques, alla mieux, mais resta nettement ictérique, présentant encore une hypermégalie hépatique et splénique marquée. En novembre 1903 son teint était encore franchement jaune, son sérum nettement cholémique contenait une proportion de bilirubine égale à 1/5150, son foie plus gros et plus ferme mesurait 16 cm. sur la ligne mamelonnaire. A ce moment, séro-diagnostic fortement positif à 1/100.

La seconde observation concerne une femme de 26 ans, sans antécédents cholémiques, qui eut à 13 ans une violente fièvre typhoïde ; à 25 ans, début des accidents hépatiques, caractérisés par des douleurs dans le flanc droit avec léger subictère. Six mois plus tard elle est nettement subictérique avec imprégnation des conjonctives. Le foie, très abaissé, remonte à peine à la 6e côte et déborde en bas l'ombilic. Il est ferme, mais non douloureux. Il mesure 21 cm. sur la ligne mammaire. La rate, sensible à la palpation, mesure 10 cm. sur son grand axe. Les urines, sans pigments biliaires, contiennent peu d'urobiline, de l'indican et pas d'albumine. Glycosurie alimentaire très faiblement positive. Sérum cholémique à 1/8000 d'urobiline. Après quelques semaines de séjour à l'hôpital, la malade allait mieux, mais son foie resta gros et ferme, son teint subictérique, son sérum cholémique. Séro-diagnostic négatif.

Dans la 3e observation, une femme de 38 ans, avec quelques antécédents biliaires familiaux, mais non personnels, a, à 21 ans, une fièvre typhoïde intense.

A 24 ans, au cours de sa 3e grossesse, coliques hépatiques violentes, avec ictère consécutif. Guérison. 4e grossesse sans incidents, puis au cours de la 5e, à 33 ans apparition d'un ictère intense sans douleurs hépatiques, qui persiste à partir de ce moment et s'accompagne de l'ensemble des signes d'une *cirrhose biliaire hypersplénomégalique*. La mort est survenue 6 ans après le début apparent de cette cirrhose, sans que l'autopsie ait pu être faite.

Dans la 4e observation il s'agit d'une femme de 22 ans, à antécédents biliaires familiaux, qui eut la fièvre typhoïde à 6 ans. Depuis l'âge de 12 ans, elle est sujette aux épistaxis et aux gingivorrhagies; elle a le teint pâle depuis l'âge de 14 ans; à 16 ans elle eut du purpura avec démangeaisons et albuminurie ; à 17 ans sont apparus les premiers symptômes abdominaux, l'ictère vrai étant survenu seulement 4 ans plus tard. A son entrée, elle présentait tous les signes d'une *cirrhose biliaire hypersplénomégalique*.

Dans la dernière observation enfin, un jeune homme de 15 ans a eu dans l'enfance la coqueluche, la rougeole, la scarlatine et surtout une fièvre typhoïde grave à 7 ans. Depuis il a eu les oreillons. A 10 ans, épitaxis répétées et abondantes qui devinrent moins fréquentes à 12 ans, mais survenaient encore assez souvent. En même temps, teinte jaune légère des téguments qui s'accentua vers 13 ans ; à ce moment, ictère franc qui a depuis persisté, en même temps qu'ont pu être constatés tous les signes d'une *cirrhose biliaire hypersplénomégalique* (1).

Ces quelques faits de cirrhoses post-typhoïdiques per-

(1) Les 3 dernières observations sont publiées complètement dans la thèse de P. Lereboullet. Paris, 1902, Ob. 32, 33, et 38.

mettent de soulever la question de la nature éberthienne de certaines cirrhoses biliaires. Dans tous les cas, la fièvre typhoïde, par l'intensité qu'elle en présente, constitue un antécédent qu'on ne peut négliger. Souvent il est le seul noté. Sans doute les symptômes biliaires ne sont pas survenus de suite après cette maladie, mais dans quelques cas leur apparition a été assez rapprochée de celle-ci, et d'ailleurs, font remarquer Gilbert et Lereboullet, l'existence d'un intervalle entre la fièvre typhoïde et le début apparent de la cirrhose biliaire n'est nullement contraire à l'hypothèse de son rôle étiologique. Parfois, en effet, le bacille d'Eberth peut rester des mois et des années dans l'organisme sans déterminer de troubles apparents et sans perdre néanmoins sa vitalité.

*
* *

En résumé, avec Gilbert et Lereboullet (1), on peut dire que à côté des angiocholécystites aiguës graves, suppurées ou non, depuis longtemps connues, on peut observer des angiocholécystites catarrhales, passagères, et curables (ictère catarrhale d'origine éberthienne) ; à côté de la lithiase biliaire éberthienne, dont la preuve clinique et expérimentale a été donnée, on peut observer des angiocholites cirrhogènes (cirrhoses biliaires d'origine éberthienne) et des angiocholites chroniques moins accusées (ictères chroniques simples).

Toutes les formes d'angiocholécystite peuvent donc

(1) GILBERT et LEREBOULLET., *Loc. cit.*, 1901, 2 juin, p. 940.

être la conséquence directe ou indirecte de l'infection typhique. Ces diverses conséquences de l'infection des voies biliaires à la suite d'une même cause s'expliquent d'une part par le terrain, d'autre part par la virulence plus ou moins grande des germes qui envahissent ainsi les voies biliaires, et surtout du bacille d'Eberth ; l'ictère chronique simple parait résulter d'une infection légère, mais longtemps persistante, dont les effets ne sont pas immédiats, mais peuvent être particulièrement tenaces.

B. LES CHOLÉCYSTITES AIGUES

Comme les angiocholites aiguës, les cholécystites aiguës peuvent être rangées, au point de vue évolutif, en 3 groupes, selon qu'elles apparaissent au cours ou dans la convalescence de la fièvre typhoïde ou semblent cliniquement primitives, c'est-à-dire, sans rapport avec la dothiénentérie.

Nous devons d'ailleurs dire que ce 3e groupe, les cholécystites éberthiennes primitives, est encore peu riche en observations.

Quoiqu'il en soit, les cholécystites aiguës sont des modalités cliniques variables qu'on peut ramener à 3 types :

1° *Aigü, superficiel ;*

2° *Ulcéreux, perforant ;*

3° *Purulent.*

Nous les étudierons successivement, qu'ils apparaissent dans le cours ou la convalescence de la fièvre typhoïde ou soient cliniquement primitifs. Et à propos de chacun d'eux nous citerons quelques observations particulièrement remarquables.

I. Les cholécystites aiguës précoces.

Nous appellerons *précoces* les cholécystites survenant *dans le cours* de la fièvre typhoïde.

Quénu (1) en rappelle quelques exemples classiques : on cite toujours, dit-il, le cas de Louis, où la cholécystite suppurée fut constatée à l'autopsie le 8e jour.

Dans une observation de Parmentier (2), les accidents éclatent le 3e jour et la mort survient quelques jours après. Dans un cas de Le Gendre (3), les lésions vésiculaires furent vérifiées au 2e septenaire, à la 3e semaine dans un cas d'Osler et Mason (4). La perforation de la vésicule survient le 7e jour dans l'observation de Hawkins (5), le 11e dans celle de Gundegger (6) à la fin de la 3e semaine dans celles de Montagu, Mounier Williams (7), etc.

« Au cours de la fièvre typhoïde, dit Quénu (8), les symptômes de la complication biliaire passent trop souvent inaperçus, c'est à l'autopsie qu'on découvre la sup-

(1) Quénu. De la cholécystique typhique, *loc. cit.*
(2) Parmentier. *Bull. Soc. anatomique*, juin 1900.
(3) Le Gendre. *Id.* 1881.
(4) Osler et Mason. *Journ. of the med. Sciences*, 1899.
(5) Hawkins. *The Lancet*, 1897, T-I. p. 313.
(6) Gundegger. *Centralblatt fur. chir.* 1903, p. 125.
(7) Mounier Williams. *The Lancet*, 1895, T-I. p. 534.
(8) Quénu. *Loc. cit.* p. 833.

puration de la vésicule. On s'explique, en effet, que dans la plupart des cas ces symptômes soient masqués par le ballonnement du ventre et par l'état grave adynamique, où sont plongés les typhiques. Ailleurs, des symptômes plus accusés existent, mais ils sont mal interprétés, les typhiques ont droit à la douleur iliaque ; cette douleur s'exagère-t-elle ? On pense naturellement à une propagation de l'inflammation des plexus de Peyer, à une réaction péritonitique au voisinage de ces plexus ulcérés, ou encore à l'extension inflammatoire à l'appendice, à une perforation intestinale ».

Néanmoins, quand on y pense, il est un certain nombre de signes qui, même atténués, peuvent mettre sur la voie d'une complication vésiculaire.

Ils varient selon les types cliniques de la cholécystite.

1° Cholécystite aigüe, catarrhale.

Elle se caractérise essentiellement par deux signes, la douleur dans l'hypochondre droit et l'apparition d'une tuméfaction sous-hépatique.

La douleur est souvent spontanée, avec irradiations dans le dos, dans les reins, comme dans l'observation de Chantemesse, dans l'épaule droite, comme dans le cas de Parmentier, ou entre les épaules, comme dans le cas d'Ehrmann.

« Les malades, dit Quénu (1), ne localisent pas facilement leur douleur spontanée, ils indiquent le côté droit et le pourtour de l'ombilic ; il en est de même d'ailleurs en général pour toutes les douleurs vives du ventre, et

(1) Quénu, *loc. cit.* p. 834.

c'est à la douleur à la pression, recherchée par le médecin, qu'il faut attribuer la réelle valeur. Les observations à ce point de vue indiquent comme localisation de la douleur à la pression, une plaque un peu plus élevée que le point de Mac Burney, sur le bord extrême du muscle droit, à l'angle du rebord costal et du muscle ; on observe en même temps de la contracture localisée, de la défense du droit. Kelly (1) insiste sur la douleur épigastrique et il estime qu'une sensation douloureuse à l'épigastre associée à un état nauséeux chez un typhique doit faire penser à la cholécystite. »

A l'appui de cette opinion nous allons résumer l'observation suivante, due à M. Laignel-Lavastine, où les douleurs de l'hypochondre droit, qui précédèrent une rechute de dothiénentérie paraissaient bien devoir être rapportées à une cholécystite catarrhale.

Il s'agit d'un homme de 40 ans, hospitalisé à l'Hôtel-Dieu, dans le service des Délirants du Professeur Gilbert-Ballet, remplacé par M. Laignel-Lavastine.

Cet homme employé des postes, est atteint d'un délire chronique de persécution.

Il prit la fièvre typhoïde en buvant la nuit de l'eau au robinet alimentant la baignoire.

Douze jours plus tard les symptômes classiques d'une fièvre typhoïde assez forte se déclarèrent et en 4 jours atteignirent la période d'état avec faciès typhiques, pouls à 90, température oscillant entre 35 et 40° diarrhée ocre, taches rosées lenticulaires, rate perceptible, gargouillement iliaque, catarrhe bronchique, urines rares et albumineuses.

(1) Kelly, *The american journ. of the med. scienc.* 1903 p. 446.

Fait à noter, mais bien connu, pendant l'évolution fébrile le malade eut une rémission de son délire de persécution.

Après 10 jours de plateau thermique commença la deffervescence en lysis avec phénomènes critiques ; au bout d'une semaine, établissement de la convalescence.

Mais brusquement, et sans aucun écart de régime, le 3e jour de l'apyrexie, le 10 octobre, le malade se plaignit fortement d'une vive douleur dans le côté droit du ventre avec état nauséeux et même un vomissement de quelques gorgées de lait en même temps que sa température montait à 39°. Le maximum de la douleur à la palpation était au niveau du rebord des fausses côtes droites ; la contracture du grand droit à droite empêchait de sentir le foie ; le point de Mac Burney n'était pas douloureux et le réflexe interne abdominal était conservé à droite comme à gauche. Il n'y avait aucun signe physique dans la poitrine.

Par élimination on pensa à la possibilité d'une cholécystite légère et l'on mit de la glace sur le ventre.

Le lendemain, la douleur et la contracture avaient presque complètement disparu ; néanmoins par la palpation on ne sentait pas la vésicule ; mais la température se maintenait à 39-39°5, et les jours suivants, très régulièrement, évolua une rechute avec taches rosées lenticulaires, augmentation du volume de la rate, reprise passagère de la diarrhée et deffervescence en lysis jusqu'à la convalescence qui commença 10 jours après la rechute.

Quelques jours plus tard réapparurent les troubles mentaux avec périodes alternatives d'amélioration et d'aggravation qui persistent encore aujourd'hui.

Depuis sa convalescence et sa guérison de la fièvre typhoïde cet homme n'a plus présenté aucun symptôme à mettre sur le compte des voies biliaires.

Le second signe capital de la cholécystite est la tuméfaction sous-hépatique. Sa constitution permet à elle seule de faire le diagnostic, mais elle peut être très difficile à percevoir, masquée par la contacture de la paroi, ou même manquer. Généralement elle est assez volumineuse : « elle mesure 4 pouces, dit Quénu, et s'étendait au voisinage de l'ombilic, dans l'observation de Mason, elle s'étendait à 3 cm. du rebord costal à 3 cm. de l'ombilic, formant une masse arrondie qu'on prit pour un abcès du foie dans le cas de Camac. Ailleurs, la tuméfaction se confond avec l'augmentation de volume du foie ».

Les autres signes secondaires, sont la fièvre, les vomissements bilieux, et l'ictère.

Un remarquable exemple de cholécystite aiguë avec ictère est l'observation de Achard et Feuillé.

Achard et Feuillé (1) viennent de publier une observation remarquable de cholécystite typhoïdique avec ictère.

Au 12e jour d'une fièvre typhoïde, leur malade eut, pendant la nuit, des *vomissements* alimentaires et bilieux douloureux. Dans la matinée suivante elle ressentit une vive *douleur* abdominale, à 2 ou 3 travers de doigt au-dessous des fausses côtes droites ; la pression exagérait cette douleur et la paroi était contracturée. La température baissa légèrement.

Les jours suivants se passèrent sans changement : le palper et les mouvements exaspèrent la douleur. Le pouls était à 130-140 et la température à 39° le matin et à 40° le soir.

Le diagnostic était hésitant entre une cholécystite typhoï-

(1) ACHARD ET FEUILLÉ. Cholécystite typhoïdique avec ictère par rétention et désobstruction spontanée des voies biliaires. *Soc. méd. des hôpitaux* 31 juillet 1903, p. 230.

dique et une rupture du grand droit ; ce muscle, en effet, était contracturé, et au point douloureux, on sentait une sorte de tuméfaction tranversale paraissant correspondre aux insertions aponévrotiques.

Cinq jours après le début de la douleur, apparut brusquement l'ictère, avec décoloration des matières et cholurie.

A ce moment, la malade est prostrée, sa langue est sèche, son pouls, petit et mal frappé bat à 150 ; sa température de 39° à 8 heures du matin passe à 40°8 à 11 heures du soir. Et la tuméfaction a considérablement augmenté : « elle forme une tumeur arrondie, tendue, moite, douloureuse, qui déborde les fausses côtes droites sous lesquelles elle semble se perdre, et qui s'étend transversalement de l'épigastre au point le plus bas des fausses côtes ».

On fait le diagnostic de cholécystite et on remplace les bains par des lotions.

Le lendemain on apprend que la malade a eu pendant la nuit, une *selle sanglante* assez abondante. « Le sang est intimement mélangé aux matières qui ont l'apparence d'une pâte rouge clair groseille ». Et la tumeur de l'hypochondre a disparu, la pression n'est même presque plus douloureuses.

Les urines sont toujours bilieuses. Le pouls est à 128 ; il y a détente de la température qui reste entre 38° et 39°.

Les jours suivants l'amélioration est très rapide ; immédiatement la prostration n'existe plus, le pouls s'abaisse à 100 et la température n'atteint pas 39°. Une débâcle biliaire se produit : une 1re selle encore un peu sanglante est suivie d'une autre qui est jaune, bilieuse et liquide ; puis, le lendemain, la selle est liquide, verte comme de l'herbe et le surlendemain vert claire. L'ictère est presque complètement disparu 3 jours après la 1re selle sanglante.

Au total la crise biliaire a duré 10 jours.

Malgré cette crise, la convalescence commença au 21e jour de la maladie.

Mais après 14 jours d'apyrexie survint une rechute, qui

dura 20 jours. Pendant cette rechute il n'y eut ni ictère, ni même douleur de l'hypochondre droit.

Achard et Feuillé font suivre cette observation de quelques commentaires.

1° Le diagnostic de cholécystite parait indiscutable à cause du siège de la douleur et de la tumeur, de la distension de la tumeur coïncidant avec l'apparition de l'ictère, de l'évacuation de la tumeur suivie de l'effacement de l'ictère. Une collection péritonéale enkystée au voisinage des voies biliaires n'aurait pas si promptement disparu sans laisser ni empâtement, ni douleur.

2° Dans la *phase sans obstruction*, les vomissements et la douleur marquent le début de l'intolérance ; de petites hémorragies de la vésicule se produisent sans doute et expliquent peut-être le tendance de la température à baisser ; peut-être aussi les douleurs correspondent-elles aux contractions de la vésicule enflammée qui se vide mal de son contenu sanguin.

La phase d'obstruction est marquée par l'apparition brusque de l'ictère ; l'obstruction du cholédoque est due sans doute au rétrécissement inflammatoire et à la présence du magma hémorragique. La rétention des voies biliaires enflammées explique la distension de la vésicule, la gravité de l'état général et l'ascension thermique.

La phase de désobstruction spontanée correspond à la disparition subite de la tumeur, à la débâcle intestinale d'abord hémorragique, puis biliaire, à la défervescence, à la disparition de l'ictère. Le melæna était bien d'origine biliaire, et non d'origine intestinale.

Ce qui le prouve le mieux, c'est sa coïncidence avec l'affaissement de la tumeur biliaire. Et, d'autre part, le malade n'avait eu ni cette diarrhée abondante, ni ces douleurs abdominales qui annoncent souvent l'hémorragie intestinale, ni cette chute de température qu'on note fréquemment un peu avant le melæna.

3° La rechute ne tient à aucune imprudence. Elle s'explique par l'infection des voies biliaires ; la longue persistance du bacille d'Eberth dans la vésicule explique la facilité d'une réinfection intestinale et générale.

Cette rechute se caractérise par une douleur brusque et violente au-dessous du rebord des fausses côtes, avec irradiations latérales et posterieures derrière l'épaule, l'absence d'ictère et les symptômes typhoïdes habituels, non atténués.

4° La cholécystite s'est terminée spontanément d'une façon favorable ; d'autres cas sont moins heureux et nécessitent l'intervention chirurgicale. De plus, le pronostic est assombri par la fréquence, à plus ou moins longue échéance, de récidives et de lithiase biliaire.

2° Cholécystite aiguë, ulcéreuse, perforante.

Les ulcérations de la muqueuse de la vésicule biliaire allant jusqu'à la perforation sont, disent Griesinger (1), des accidents rares. Il signale seulement à ce sujet « une

(1) GRIESINGER. *loc-cit.* p. 338.

inflammation croupale récente de la vésicule biliaire chez une domestique morte à la 3e semaine » et « sur un diabétique mort de fièvre typhoïde dans la 1re période d'une inflammation aiguë catarrhale occupant la muqueuse de la vésicule biliaire affaissée et renfermant un mucus rare, épais, un peu coloré par du sang ».

Le diagnostic des ulcérations, quand elles n'aboutissent pas à la perforation, est souvent impossible à faire. Il n'est qu'un symptôme qui permet, dans ces cas, de distinguer la cholécystite ulcéreuse de la cholécystite catarrhale, c'est l'apparition du melæna. Mais les conditions d'apparition du melæna doivent être étudiées avec rigueur, comme dans l'observation d'Achard et Feuillé, pour ne pas rapporter l'écoulement sanguin par l'anus à une hémorragie intestinale et en déterminer la cause au niveau de la vésicule. Resterait encore à savoir si une cholécystite catarrhale ne peut pas produire, par elle seule, une hémorragie vésiculaire, par simple processus congestif. La chose n'est pas impossible, mais étant donnée la relative fréquence des ulcérations dans les cholécystites typhiques, il paraît logique, en présence du melæna, qui si souvent est l'expression d'un processus ulcératif, de le ramener à cette cause, une fois qu'on a reconnu l'organe qui saigne.

Trop souvent la première manifestation de la cholécystite ulcéreuse est la perforation avec son cortège dramatique plus ou moins atténué selon l'état typhoïde du malade.

Barth et Besnier (1) ont relevé un grand nombre de

(1) Barth et Besnier., art. Voies biliaires. *Dictionnaire encyclopédique.*

perforations de la vésicule dans la fièvre typhoïde.

Aux cas d'Andral, Jenner, Labbé, Ranvier, L. Collin, Frerichs, Murchison, Chedevergne, Hamernyk, Rilliet,(1), Liebermeister (2), Leudet (3), et ceux qui sont dans la thèse de Hagenmuller (4), on peut ajouter celui de Vallin, rapporté en note du livre de Griesinger (5) et concernant une mort par perforation et péritonite généralisée survenue le 20e jour d'une fièvre typhoïde. Pendant les 2 jours qui avaient précédé la rupture, on constatait par la vue et par le toucher une tumeur piriforme de 5 à 6 centimètres de diamètre, douloureuse, au rebord costal droit ; une application de sangsues ne prévint nullement la perforation ; il existait 2 ulcérations arrondies, irrégulières, ayant détruit toute l'épaisseur de la muqueuse et se continuant dans le canal cystique ; il n'y avait pas de calculs. Il ne s'était établi que peu d'adhérences entre la vésicule enflammée et les parties voisines, aussi la péritonite fut-elle généralisée et très rapidement mortelle.

La clinique de la perforation se réduit aux symptômes habituels, qui peuvent être très atténués.

Généralement les malades accusent une douleur subite extrêmement aiguë, « en coup de poignard » ; cette douleur spéciale est mentionnée dans l'observation de Kiliani (6) mais il faut dire, fait justement remarquer

(1) Cités par GRIESINGER.
(2) LIEBERMEISTER. *Ziemssen's Handbuch.*
(3) LEUDET. *Clinique médicale de l'Hôpital de Rouen.* Paris, 1874, p.87.
(4) HAGENMULLER. Thèse. Paris. 1876.
(5) GRIESINGER, *loc. cit.*, p. 338.
(6) OTTO KILIANI. *Annales of Surgery,* 1907, p.34.

Quénu, que chez ce malade en découvrit à la fois une perforation de la vésicule et une perforation de l'iléon.

Les symptômes généraux, la fièvre, ne fournissent guère d'indication utile. Cependant, chez les malades de W. Monier et Sheild, Chantemesse, Parmentier et Kiliani, on observa une chute momentanée de la température avec, dès le lendemain, une reprise et une exagération des accidents fébriles.

Dans tous les cas de perforation, de cholécystite purulente, l'état général présente une aggravation subite avec collapsus et terminaison rapide

3° Cholécystite aiguë, purulente.

Les signes de suppuration, tel qu'élévation de température, oscillations thermiques, frissons, mauvais état général, sont naturellement masqués par le tableau typhoïde de la maladie en cours et passent très facilement inaperçus.

Aussi a-t-on recours à l'examen du sang pour déceler la nature purulente du contenu vésiculaire.

Cet examen a été pratiqué chez les malades de Neilson, Shœmaker, Cooper Ashurst (1). L'hyperleucocytose existait dans ces 3 cas (12350 dans le premier ; 15200 dans le second, 24400 dans le troisième) et dans les 3 cas, le contenu de la vésicule fut reconnu purulent.

Dans une observation de Thomas (cas II), l'hyperleucocytose s'élevait à 24080, le contenu vésiculaire

(1) Cooper Ashurst. *The Amer. Journ. of the méd. Sc.* avril 1908.

était muco-purulent « Nous devons reconnaître cependant, ajoute Quénu (1), que les signes tirés de l'examen du sang n'ont pas une valeur absolue : d'une part, les ulcérations intestinales sont susceptibles de déterminer l'exagération de la leucocytose, et, d'autre part, cette hyperleucocytose, peut faire défaut même en cas de cholécystite grave, c'est ce qui arriva chez le malade d'Otto Kiliani. On ne comptait que 5.600 leucocytes et pourtant le fond de la vésicule était gangrené et perforé : la leucocytose élevée indique donc simplement une réaction défensive intense, sa constatation est précieuse, son absence ne doit pas détourner d'une action chirurgicale ».

En résumé, ce qu'il faut retenir de ce qui précède, « c'est qu'il est nécessaire, au cours de la fièvre typhoïde, de tenir compte des moindres douleurs accusées par les malades dans la région de l'hypochondre et de temps en temps d'en pratiquer une exploration discrète ».

II. Les cholécystites aiguës tardives

Les cholécystites aiguës tardives sont celles qui surviennent dans la convalescence de la dothiénenterie. Elles évoluent comme les précoces et revêtent le type catarrhal, perforant ou purulent, dont les symptômes se détachent plus nettement que ceux des cholécystites précoces et ne risquent pas de passer inaperçus et con-

(1) Quénu. *Loc. cit.* p. 837.

fondus avec les symptômes et les signes propres de la fièvre typhoïde.

Aussi le diagnostic des cholécystites tardives est-il beaucoup plus facile que celui des cholécystites précoces et on peut même se demander si beaucoup de cholécystites tardives ne sont pas que de nouvelles poussées de cholécystites précoces.

Certaines observations permettraient peut-être de soutenir cette opinion, notre observation personnelle entre autres, que nous donnons ici longuement et qui nous dispensera de refaire une description schématique des cholécystites tardives.

Observation II (*personnelle*)

Fièvre typhoïde avec melæna. — Cholécystite aiguë dans la convalescence. — Amélioration transitoire de l'état général et local. — Rechute. — Nouvelle poussée de cholécystite avec péricholécystite. — Pneumonie terminale. — Mort.

Léon L.., âgé de 27 ans, garçon de bureau, entre le 4 septembre 1908, à l'Hôtel-Dieu, salle St-Thomas n° 4, dans le service du Professeur Gilbert Ballet, remplacé par M. Laignel-Lavastine.

Antécédents héréditaires. La mère est morte à 29 ans, phtisique. Le père est bien portant.

Antécédents collatéraux. Deux frères sont bien portants.

Antécédents personnels. D'après les renseignements, qu'on peut obtenir et qui manquent de précision, il semble que L... n'ait pas eu de maladie grave dans son enfance et son adolescence. Il fit sans maladies son service militaire. Depuis, il s'enrhume facilement l'hiver, et se plaint depuis quelques mois de fatigue générale.

Histoire de la maladie. Le malade souffre, depuis 3 semaines, de céphalée persistante, qui tout récemment s'accompagne d'insomnie et de vertiges. Il y a 3 jours est survenue une épistaxis.

Examen à l'entrée, 4 septembre. Le malade répond au tableau classique de la fièvre typhoïde au 8e jour : teint terreux, yeux brillants, joues rosées, lèvres trémulentes et fuligineuses, langue humide, rouge sur les bords, ulcérations de Duguet sur les piliers antérieurs des amygdales, taches rosées lenticulaires sur la paroi abdominale, anoréxie, pas de gargouillement iliaque, matité splénique perceptible, constipation, quelques râles muqueux dans la poitrine, pouls à 110, assez mou, cœur normal dont la pointe bat dans le 4e espace, réflexes rotuliens forts, obnubilation assez marquée, céphalée, vertige, dans la position assise, urines foncées, présentant, par l'acide nitrique, dans le verre conique, les trois disques superposés d'urates, d'albumine et de pigments, température rectale, à 40°2.

Traitement : bains à 28°, ramenés à 24, toutes les 3 heures le jour quand la fièvre dépasse 35° 2 ; lavements froids ; sulfate de quinine 0 gr. 25 ; extrait mou de quinquina 1 gramme; café, lait, limonade.

5-9 septembre. La maladie évolue normalement. La tension artérielle, prise le 9 au sphygmomanomètre de Potain, est de 12cm. de Hg. Le pouls est à 108, dicrote.

10 septembre. Le matin, la température étant à 38·, survient un peu de melæna. L'après-midi le melæna est plus abondant.

Le ventre est ballonné. On sent dans la région sous-hépatique une masse douloureuse à la pression. La tension artérielle reste à 12, et le pouls à 36, dicrote et régulier.

11-24 septembre. La maladie s'achemine vers la convalescence, comme le montre nettement la courbe. La tension artérielle, tombée à 10 cm. 5, le lendemain de l'hémorragie, oscille désormais entre 10 et 12 cm. de Hg. Le séro-diagnostic de Widal est positif à 1/500.

25-28 septembre. Pendant ces 3 jours la convalescence est bien caractérisée par l'apyrexie et la crise urinaire.

29 septembre. Brusquement, le soir, la temperature monte à 39°,5, en même temps que le malade se plaint d'une douleur violente dans l'hypochondre droit.

30 septembre. Au niveau du point cystique on sent une masse assez volumineuse, bien limitée, douloureuse à la palpation, lisse, arrondie, donnant au phonendoscope une matité de 10 cm. sur la ligne verticale, sur 11 cm. sur la ligne tranversale. La douleur spontanée, jointe aux signes physiques et à l'élévation de la température, permet de poser avec certitude le diagnostic de *cholécystite aiguë*. On applique en permanence sur la région douloureuse une large vessie de glace.

1er-2 octobre. La douleur spontanée s'avive et le volume de la vésicule diminue, vraisemblablement sous l'influence de la glace. La matité, comme on le voit sur le schéma dessiné par M. Boudin, interne du service, descend à 2 cm. moins bas et transversalement ne mesure plus que 10 cm.

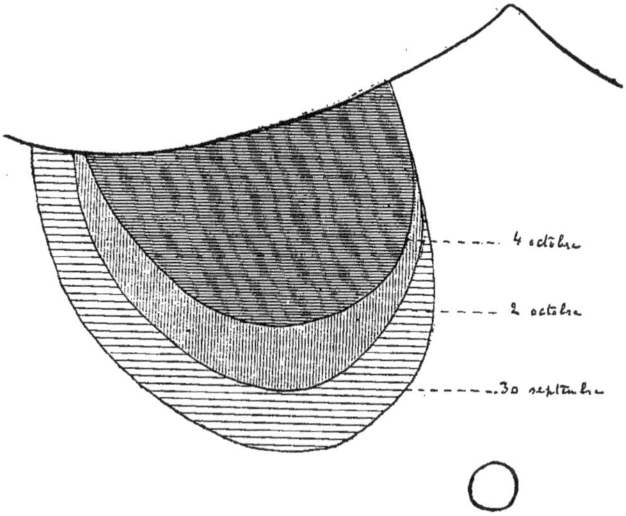

Fig. 2

Cliché de M. Laignel-Lavastine, dû à l'obligeance de la *Soc. Méd. des hôp.*

En même temps, la diurèse, qui avait cessé, tend à reprendre.

3-5 octobre. Au milieu des oscillations très étendues de la température et des urines, l'état local s'améliore progressivement. La vésicule, peu douloureuse spontanément, peut être palpée presque sans souffrance. Sa matité, recherchée au phonendoscope, est encore remontée de 2 cm., de telle sorte qu'elle ne mesure plus que 6 cm. verticalement au-dessous des fausses côtes et 9 cm. 5 transversalement.

6-7 octobre. A partir de ce moment, l'état local reste stationnaire ; la température qui tend à s'abaisser, fait espérer que la cholécystite va évoluer vers la résolution.

8-10 octobre. Mais sans nouvelle manifestation locale pouvant faire penser à une complication du côté de la vésicule, la température remonte progressivement jusqu'à 40°, le pouls se maintenant entre 80 et 50. Le malade reprend l'aspect typhoïde ; le pouls est dicrote ; la matité splénique paraît augmentée ; la langue est rouge sur les bords et quelques râles muqueux sont disséminés dans la poitrine.

11-15 octobre. Cet état de fièvre continue en plateau, sans manifestation locale qui puisse l'expliquer autre que l'état stationnaire de la matité vésiculaire à peine douloureuse et sans réaction perceptible, fait penser à la possibilité d'une *rechute*, d'autant plus que l'on voit dans le dos quelques petites taches rosées, s'effaçant à la pression, qui ont les caractères des taches rosées lenticulaires.

16-21 octobre. A cette période de plateau fébrile fait suite une phase de défervescence en lysis avec diurèse, qu'on pourrait considérer comme l'expression de phénomènes critiques.

22-25 octobre. Cette crise aboutit à une période d'apyrexie, qui paraissait de bon augure, malgré la diminution concomitante de la diurèse.

26 octobre. Brusquement le soir la température remonte à 39° 4, en même temps que le malade est pris de grands frissons et de violentes douleurs dans l'hypochondre droit.

27 octobre. Le matin, à la visite, on trouve le malade, le facies pâle et grippé, le pouls petit, à 100 et la température à 38° 8.

Il se plaint de beaucoup souffrir du côté droit du ventre. Toute la région, comprise entre le point cystique et le point de Mac Burney, est uniformément douloureuse à la palpation et à la percussion. Celle-ci dénote une augmentation très légère de la matité vésiculaire. En raison de la réaction péritonéale évidente, des antécédents et de la douleur haut située, on fait le diagnostic de *péricholécystite* et on repousse le diagnostic d'appendicite. La glace est appliquée en permanence sur la moitié droite du ventre.

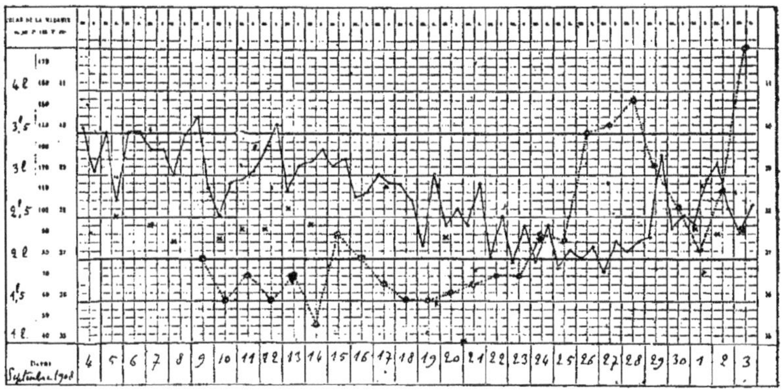

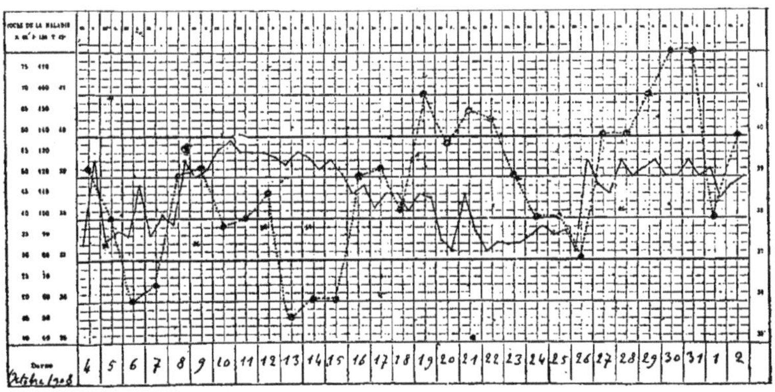

Fig. 3 et 4

Clichés de M. Laignel-Lavastine, dûs à l'obligeance de la *Soc. Méd. des hôp.*

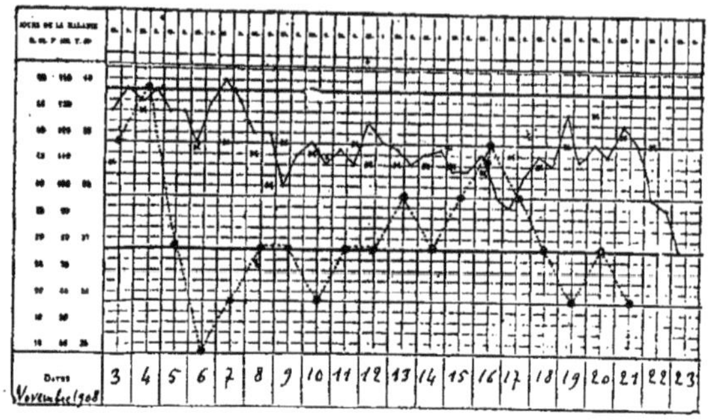

Fig. 5

Cliché de M. Laignel-Lavastine, dû à l'obligeance de la *Soc. méd. des Hôp.*

28 octobre-4 novembre. La persistance de la réaction locale, avec température oscillant entre 35 et 40 et pouls faiblissant, s'accélérant de 100 à 128, fait penser à la possibilité d'une collection purulente quoiqu'il n'y ait pas de frissons répétés avec grandes oscillations thermiques. La numération des leucocytes montre une leucocytose légère de 10.000, dont 70 °/. de polynucléaires.

5 novembre. Une intervention chirurgicale paraissant indiquée, en raison de l'évolution récente d'une cholécystite indéniable et de la persistance d'une fièvre élevée qu'aucune autre cause locale n'explique, on montre le malade à M. Guinard qui, dans un examen très complet, cherche toutes les causes possibles d'une suppuration passée inaperçue, périostite, abcès sous-cutané, ne trouve pas dans le reliquat encore douloureux de la matité cystique des raisons déterminantes d'une intervention immédiate et se demande simplement s'il ne s'agit pas encore d'une rechute.

16-17 novembre. La semaine qui suivit cette consultation,

parut jusqu'à un certain point donner raison à M. Guinard en montrant l'évolution d'une fièvre continue avec tendance à baisser et sans signes réactionnels appréciables du côté de la vésicule, dont l'état est désormais stationnaire. Mais, après cette semaine, la persistance de la fièvre avec amaigrissement, pâleur, anorexie, pouls oscillant entre 110 et 120, montre qu'il ne s'agit pas d'une simple rechute et que l'organisme se cachectise sous l'influence d'un foyer infectieux toujours virulent.

18 novembre. L'état général est grave ; on allait discuter à nouveau l'indication d'une intervention chirurgicale sur la vésicule, quand le malade est pris d'un violent frisson avec point de côté gauche.

13 novembre. Le malade ne se plaint plus de la région cystique, mais de son poumon gauche. On trouve au sommet gauche en arrière, matité et râles crépitants.

20 novembre. Souffle tubaire, pouls à 130, très petit, état général très grave.

21-22 novembre. Malgré la digitale, huile camphrée et caféine, le malade tombe dans le collapsus cardiaque.

23 novembre. Mort à 2 heures de l'après-midi.

Autopsie le 25 novembre à 10 heures du matin.

Le cadavre est assez amaigri.

A l'ouverture de l'abdomen, on voit, dit M. Glénard, interne de service, qui a fait l'autopsie, le colon transverse adhérent au bord inférieur du foie, et relié à lui par une plaque blanche cicatricielle à bords irréguliers, de consistance faible, de peu d'épaisseur, et de 3 à 4 cent. de diamètre. Cette plaque forme la paroi antérieure du fond de la vésicule biliaire difficilement reconnaissable au milieu des adhérences de péricholécystite. La cavité de la vésicule, qui pourrait contenir une noix, est anfractueuse. Les parois sont adhérentes à la face inférieure du foie, au colon transverse et à la première portion du duodénum. Dès l'incision de la cavité vésiculaire sont sortis 5 calculs gros comme des noisettes, de couleur marron et noire, en forme de tonnelets, de consistance assez dure. En même temps s'écoulait un liquide épais, verdâtre pouvant remplir un verre à liqueur. Sur coupes macroscopiques on voit bien l'unité des adhérences vésiculaires avec le foie, à tel point qu'il est absolument impossible de séparer les deux tissus.

Le foie, de volume normal, est mou, présentant à la surface et sur coupes, des marbrures jaunâtres du foie infectieux.

La rate est grosse et diffluente. L'intestin grêle présente les traces d'ulcérations typhiques cicatrisées. Les reins sont congestionnés.

A l'ouverture du thorax, on trouve le péricarde normal, le cœur mou, sans lésions valvulaires, le poumon droit est un peu congestionné à la base et le poumon gauche hépatisé dans tout son lobe supérieur. Il n'y a pas de tuberculose.

L'encéphale n'a pas été examiné.

Examen bactériologique. — L'ensemencement sur milieux aérobies, du centre des calculs retirés de la vésicule a été constamment stérile.

Examen histologique. — Cet examen a été pratiqué sur des fragments fixés au formol à 10 pour 100, prélevés au niveau de la vésicule biliaire, du canal cholédoque et du foie et colorés à l'hématéine éosine, hématéine-Von Giesen et bleu polychrone de Unna.

La *paroi vésiculaire* est très épaissie et scléreuse. Dans toute sa texture elle est infiltrée par des leucocytes, mais l'aspect en est différent selon qu'on examine sa partie interne détruite en certains points par la suppuration ou sa partie externe dont l'inflammation se confond avec la péricholécystite. Dans la partie *interne* de la paroi vésiculaire, on voit la muqueuse littéralement farcie de polynucléaires, à ce point que sa structure disparaît complètement par places, soit qu'il y ait une véritable ulcération mettant à nu la sous-muqueuse, soit que la nappe de polynucléaires, désintégrés pour la plupart, ne permette pas de reconnaître les détails de la muqueuse.

Dans la sous muqueuse l'aspect est le même et les polynucléaires conglomérées par petits amas constituent des abcès histologiques.

La partie *moyenne* de la paroi est augmentée d'épaisseur, d'une part à cause de sclérose à prédominance de fibres conjonctives adultes en rapport avec la lithiase antérieure du malade, et d'autre part à cause de l'infiltration leucocytaire, qui se présente en quelque sorte par strates entre les assises de fibres conjonctives et musculaires. Ces strates ont par places une largeur de 3 à 4 leucocytes, sur d'autres points il forment des agglomérations de 50 à 100 leucocytes ; sur une coupe, au contraire, se réduisent à 1 ou 2 éléments. Ces leucocytes ne sont plus en majorité des polynucléaires comme dans la muqueuse, mais des mononucléaires, qui se confondent avec beaucoup de « cellules rondes » d'origine autochtone.

Au contraire, la partie *périphérique* de la paroi, qui se continue avec le tissu cellulaire sous-péritonéal, n'est envahie, pour ainsi dire, que de polynucléaires. Ceux-ci n'ont d'ailleurs pas la confluence qu'on remarque dans la muqueuse, et la netteté des contours de leur protoplasma comme les détails de leurs noyaux, montrent qu'ils sont encore vivants et n'ont pas subi la transformation purulente. Il s'agit donc de *péricholécystite inflammatoire*, et non de péricholécystite purulente, compliquant un *cholécystite purulente avec abcès microscopiques intra-pariétaux.*

La paroi du *cholédoque* offre des lésions moins complexes et moins avancées. L'épaississement scléreux est à peine appréciable, et l'infiltration leucocytaire, qui envahit la totalité des tuniques n'aboutit pas à la suppuration.

Cette infiltration, presque exclusivement formée de polynucléaires intacts, se présente tantôt sous l'aspect de petites nodules inflammatoires, tantôt sous celui de traînées plus ou moins longues, qui ressèrent les fibres conjonctives et musculaires.

Le *foie* est particulièrement intéressant à étudier au contact de la vésicule.

Un fragment du bord antérieur présente 3 parties à considérer : le tissu hépatique, le péritoine péri-hépatique et le confluent du bord du foie et de la paroi vésiculaire avec le péritoine qui passe directement de l'un à l'autre, les laissant en contact intime.

Le tissu hépatique se caractérise par l'intensité de la *sclérose péri-canaliculaire* ; cette sclérose forme des îlots péri-angiocholitiques, l'angiocholite se réduisant à de simples lésions catarrhales, de desquamation épithéliale avec présence dans le paroi de quelques cellules rondes, dont la réunion très rare, ne va jamais jusqu'au nodule. Le parenchyme paraît relativement peu atteint ; les travées hépatiques ont conservé leur ordonnance et leurs cellules se colorent bien : il n'y a pas de dégénérescence graisseuse.

Le péritoine péri-hépatique a sa surface séreuse normale mais le tissu cellulaire sous-péritonéal est infiltré de polynucléaires.

Enfin le confluent péritonéo-hépatico-vésiculaire montre l'infiltration polynucléaire du tissu sous-péritonéal allant du foie à la vésicule et des lésions énormes à l'union de la vésicule et du foie. Celles-ci consistent en un tissu presque continu de sclérose étouffant des îlots perdus de cellules hépatiques et envahi à son tour par l'infiltration des cellules rondes et des polynucléaires.

Quant aux microbes, ils sont très rares sur les coupes. On

voit seulement dans les couches superficielles de la paroi vésiculaire quelques bacilles et quelques diplocoques.

En résumé, il s'agit d'une *cholécystite avec péricholécystite*, qui a évolué au cours d'une *fièvre typhoïde*, chez un jeune homme porteur de *calculs biliaires* et mort de *pneumonie*.

L'interprétation de ces cas nécessite donc la critique des faits, qui furent observés, *avant*, *pendant* et *après* l'attaque aiguë de cholécystite.

Avant la cholécystite, il est bien évident que le malade était en *convalescence de fièvre typhoide* : l'état général, le rapport du pouls et de la température, les réactions de l'urine, les taches roses lenticulaires, l'épistaxis, les ulcérations de Duguet, enfin la séro-réaction de Widal positive à 1/500 permettent d'affirmer la dothiénentérie.

Quant au *melæna*, est-il symptomatique d'une hémorragie intestinale, ou doit-on, comme dans le cas d'Achard et Feuillé, le considérer comme l'expression d'une hémorragie vésiculaire. Nous pensons que la première hypothèse doit être acceptée, parcequ'il n'y avait encore aucun signe de cholécystite nette, si ce n'est toutefois les douleurs dans la région sous-hépatique et que rien ne s'oppose à admettre l'origine intestinale.

Enfin les *calculs vésiculaires* trouvés à l'autopsie, par leur volume, leurs stratifications, leur stérilité, ne peuvent être considérés comme des productions toutes récentes. Il faut donc admettre que leur formation est antérieure à la cholécystite ; mais nous sommes obligés d'avouer que nous n'avons trouvé, dans les antécédents personnels du malade, malheureusement un peu imprécis, aucun fait clinique permettant de les y rapporter.

Pendant la durée des accidents vésiculaires, on peut distinguer trois périodes fébriles séparées par deux accalmies.

La première période fébrile correspond à la *cholécystite aiguë*, caractérisée par la reprise brusque de la fièvre, les grandes oscillations thermiques, la douleur spontanée au point cystique et l'existence à ce point d'une tumeur douloureuse à la pression, moite, lisse, dure et arrondie, qui diminue de volume, sans disparaître complètement, à la suite d'applications continues de glace.

Une appendicite haut située, une perforation de l'angle colique, exceptionnelle, une rupture du grand droit n'auraient pas eu une physionomie vésiculaire aussi nette. D'ailleurs, l'autopsie a confirmé le diagnostic clinique. Il est donc inutile de pousser plus loin l'analyse sémiologique.

Le rôle de la glace paraît avoir été favorable. En effet, il y a un rapport trop étroit entre le moment de l'application et la diminution progressive de la tuméfaction pour n'y voir qu'une coïncidence.

La première accalmie correspond justement à cette détente locale et générale de la cholécystite aiguë.

La deuxième période fébrile reproduit bien la courbe d'une *rechute*. A l'appui de cette impression donnée par le tracé thermique, viennent d'une part l'état typhoïde, les taches rosées lenticulaires, le pouls oscillant entre 80° et 90° et d'autre part l'absence de nouveaux symptômes de réaction locale, vésiculaire, ou autre.

La seconde accalmie, marquée au début par les phénomènes critiques de la diurèse, paraît correspondre à la convalescence de la rechute.

La troisième période fébrile enfin, qui s'étend jusqu'à la mort est d'une interprétation plus complexe, d'autant qu'il est évident que plusieurs facteurs morbides y sont intimement mélangés.

La brusquerie du début, le frisson, les douleurs, l'aspect péritonéal, permettent de reconnaître au début la *péricholécystite,* de même que dans les derniers jours le point de côté gauche et le souffle tubaire du sommet gauche font affirmer la pneumonie.

Reste à expliquer la période fébrile intercalaire, du 3 au

18 novembre, depuis la disparition des symptômes de péricholécystite, jusqu'au début de la pneumonie.

L'hypothèse la plus simple est qu'il s'agit de cholécystite purulente. L'état général mauvais, le pouls rapide, la fièvre élevée assez irrégulière, la leucocytose, légère mais certaine, viennent à l'appui de ce diagnostic. Il est vrai qu'on peut à la rigueur admettre qu'il s'agit d'une deuxième rechute, mais il y manque les taches rosées et en tous cas, si elle existe, elle n'est pas cliniquement nécessaire, car la cholécystite dont l'évolution purulente est démontrée par l'autopsie, explique suffisamment le tableau.

Après les accidents vésiculaires, il n'y a donc qu'à signaler la pneumonie terminale et les résultats de l'autopsie montrant des calculs anciens dans une cholécystite purulente récente avec péricholécystite.

Cette longue observation montre, d'une part la difficulté du diagnostic de la transformation purulente du liquide vésiculaire, et, d'autre part, la continuité clinique du type aigu catarrhal au type purulent. D'autres observations montrent la continuité du type catarrhal et ulcéreux et du type purulent au type perforant, de telle sorte qu'il faut ne voir dans les divers types cliniques des cholécystites que des moments, plus ou moins longs, d'une évolution variable.

Néanmoins, comme leur physionomie est différente, nous les résumons en quelques mots.

1° Cholécystite aiguë catarrhale.

Elle se caractérise essentiellement par une douleur apparaissant brusquement dans l'hypochondre droit avec tuméfaction perceptible au point cystique, et accessoirement, contracture du grand droit, à droite, fièvre, vomissements, accélération du pouls, et parfois ictère. Notre observation, dans sa première partie, en est un exemple. En voici deux autres, dus à Nielson et Shœmaker.

Le malade de Niclson, convalescent d'une fièvre typhoïde, au 58e jour, ressent une vive douleur dans l'épigastre, mais cette douleur s'atténue le jour suivant et le pouls ne dépasse pas 82 d'abord. Ce n'est que les jours suivants qu'il atteint 120, en même temps que s'accentuent les phénomènes abdominaux : ballonnement, douleurs, vomissements, etc...

La malade de Shœmaker, convalescente depuis 4 semaines, ressent 2 ou 3 crises donloureuses sans fièvre, sans ictère, et ce n'est que plusieurs jours après que la fièvre apparaît avec le météorisme et la contracture limitée du grand droit. La tuméfaction sous-costale était des plus nettes, comme dans l'observation de Gibbon et la nôtre.

2° Cholécystite aiguë perforante.

Ce type est trop connu pour que nous y insistions. Il se caractérise essentiellement par la douleur en coup de poignard, la réaction intense du sympathique abdominal, vomissements, refroidissement des extrémités, ventre tendu, tachycardie, et les signes habituels de la péritonite par perforation généralisée ou localisée, selon l'absence ou l'existence antérieure de péricholicystite et d'adhérences.

Dans quelques cas, dit Quénu, la soudaineté, l'étendue et l'intensité de la douleur ont pu faire croire à une perforation intestinale ou à une crise violente d'appendicite, d'autres fois on a cru à une rechute pure et simple de la dothiénentérie ; chez la malade d'Erdmann, les douleurs s'étendaient à tout le ventre, la figure était angoissée, le ventre tendu, le pouls à 120, tandis que la veille la malade était assez bien pour qu'on lui permit de s'asseoir sur son lit ; c'est bien là le tableau d'une perforation viscérale.

3° Cholécystite aiguë purulente.

A priori, la persistance de la fièvre à grandes oscillations, avec frissons, et mauvais état général, doit indiquer la cholécystite aiguë purulente.

Cependant, dit Le Gendre (1), l'existence d'accès fébriles intermittents qui fait toujours songer à une suppuration possible, ne suffit pas à prouver que la cholécystite est purulente. Il a, en effet, observé 2 cas de cholécystite typhique qui se sont terminés par résolution sous la seule influence des applications de glace et du salicylate de soude. Dans l'un d'eux la courbe thermique affectait la forme d'une fièvre continue à oscillations très amples. Dans l'autre il y eut des accès fébriles de la plus grande violence avec frissons, élévation à plus de 40° et chute le lendemain en dessous de la normale, puis, deux jours d'apyrexie avant le retour d'un autre frisson et d'un nouvel accès d'hyperthermie ; seulement, les accès s'espa-

(1) Le Gendre, *Société méd. des hôpitaux*, 17 nov. 1905, p. 880.

cèrent de plus en plus et disparurent au moment où on se disposait à faire intervenir un chirurgien.

D'autre part on sait que la suppuration peut être insidieuse, sans symptômes bruyants.

De plus il est probable que les formes qui guérissent sont celles où le contenu vésiculaire n'arrive pas à suppuration et il est réellement supposable que les formes suppurées ont la plupart une terminaison funeste, si on n'intervient pas. (Quénu).

Aussi, malgré l'existence de ces formes capables de se résoudre après avoir simulé la suppuration, même si l'examen du sang ne montre pas d'hyperleucocytose avec polynucléose qui, nous l'avons vu, peut manquer dans la cholécystite suppurée, dans le doute mieux vaut faire une laparotomie exploratrice que de risquer de méconnaître la suppuration de la vésicule.

III. LES CHOLÉCYSTITES PRIMITIVES

Comme les angiocholites éberthiennes peuvent apparaître et évoluer indépendamment de toute fièvre typhoïde, les cholécystites éberthiennes sont, dans certains cas, également primitives, c'est-à-dire, indépendantes d'une dothiénentérie.

Ces faits cliniques sont d'ailleurs jusqu'à présent très rares.

Deux raisons l'expliquent peut-être. D'abord très souvent la cholécystite n'est qu'une localisation secondaire de l'infection des voies biliaires, et elle n'est alors qu'un élément dans le tableau des angiocholites aiguës éberthiennes primitives. Nous avons, vu en effet, que dans un certain nombre de celles-ci, la participation vésiculaire à l'inflammation n'était pas douteuse. Mais comme dans ces cas l'angiocholite, par l'ictère, met sur le tableau clinique la marque caractéristique, on conçoit que l'on ne sépare pas ces faits sous le nom de cholécystites primitives.

Ensuite, la cholécystite n'a pas toujours une expression clinique suffisamment précise pour faire affirmer le diagnostic. On comprend donc que chez des malades, chez lesquels l'esprit du médecin n'est pas particulièrement aiguillé vers la vésicule, le diagnostic ne soit pas fait.

Néanmoins Bezançon et Philibert (1) dans leur remarquable mémoire sur les formes localisées de l'infection éberthienne ont pu en réunir 4 observations indiscutables.

Les voici :

La première, due à Guarmiri, concerne une femme de 60 ans, ayant souffert antérieurement d'accidents palustres, et qui ressentait des douleurs au niveau de la vésicule. Bientôt après, ictère avec pigments biliaires dans les urines. Vésicule grosse comme une orange, déplaçable latéralement, diminuant par la pression.

On cultive le sang obtenu par piqûre de la veine médiane et l'on obtient du bacille d'Eberth.

A l'autopsie, vésicule énorme. A deux centimètres du col, le cholédoque est coudé par sclérose. Rétro-dilatation des

(1) Bezançon et Philibert. *Journ. de physiologie et de pathologie générale*, janvier 1901.

voies biliaires qui sont remplies de bile fluide et verdâtre. Néoplasme de la tête du pancréas. Pas de lésions intestinales. L'ensemencement avec des fragments de foie et de rate donne des colonies de bacille d'Eberth.

La deuxième observation, due à Longuet, concerne un jeune homme, de 28 ans, garçon de café, entré le 21 avril 1894 à l'hôpital Laënnec avec de la fièvre et se plaignant de douleurs vagues. Dix jours auparavant, il avait été pris subitement dans l'après-midi d'une douleur dans l'hypochondre droit ; le soir il avait de la fièvre, des frissons et du délire et le lendemain de la céphalalgie avec état vertigineux. Les douleurs persistent dans l'hypochondre, mais vont en s'atténuant ; pendant tout ce temps, constipation ; la veille de son entrée il perd connaissance et on l'amène dans un état typhoïde, avec stupeur. On note des douleurs vagues dans l'abdomen, qui est météorisé. Pas de vomissements. Rate non volumineuse ; rien à l'auscultation des poumons, mais dyspnée marquée, avec 40 inspirations par minutes. Ni sucre ni albumine dans les urines. Le lendemain on note de la sensibilité à la pression dans l'hypocondre, tout spécialement au point cystique. Le foie est de dimensions normales. On pratique 4 ponctions exploratrices, et la 4e ramène du liquide purulent.

On passe le malade dans le service de M. Delbet qui l'opère. Après 3 ponctions blanches dans le foie, la 4e ramène un peu de pus. En explorant la vésicule rétractée, on la trouve transformée en un abcès ; un flot de pus s'en échappe avec 3 calculs ; suture de la poche à la peau. On apprend alors que le malade n'a jamais eu de coliques hépatiques, ni d'ictère, ni de fièvre typhoïde.

La guérison s'achève sans ictère.

A l'examen du pus cystique, on trouve des bacilles mobiles, ne prenant pas le Gram. Ensemencés sur bouillon, gélatine, gélose, ces bacilles poussent en 24 heures. Pour les différencier du coli, on recherche les cils, les caractères sur le lait, le bouillon lactosé, la gélose sucrée tournesolée, la réaction de l'indol, la culture sur gélatine et pomme de terre : ils se comportent comme des bacilles d'Eberth. Inoculés au cobaye, ils produisent un abcès non cutané ; ils tuent en 3 jours une souris inoculée dans le péritoine.

La 3e observation est due à Bezançon et Philibert (1) eux-mêmes.

Il s'agit d'une femme de 28 ans, couturière, entrée le 11 septembre 1901, à l'Hôpital Boucicaut, dans le service de M. Letulle.

Cette femme avait présenté, au commencement d'août, des phénomènes d'intoxication alimentaire qui s'étaient amendés au bout de 4 jours. Depuis cette époque elle avait été exposée à la plus profonde misère et presque complètement privée de nourriture.

Le 7 septembre. Malaise avec fièvre vive.

Le 8. Une diarrhée abondante, sans douleurs abdominales.

Le 11 septembre, la malade se décide à entrer à l'hôpital ; elle est pâle, très amaigrie ; la faiblesse est extrême, la température à 40°, le pouls à 110, le ventre normal ; il n'y a pas de douleurs dans la fosse iliaque, pas de diarrhée, pas de gargouillement ; la rate n'est pas volumineuse ; il n'y a pas de taches rosées ; le poumon et le cœur semblent normaux ; les urines sont claires et ne contiennent pas d'albumine.

Le lendemain matin, la température retombe à 37°8. La malade se sent mieux lorsque, le soir même, elle est reprise de frissons, avec ascension de la température à 39° ; le matin, légère rémission, 38°8, mais le soir la température s'élève de nouveau à 39°. Le 14 septembre, la température continue à s'élever : 39°4 le matin ; 40°2, le soir. Le 15 septembre,

(1) Bezançon (F.) et Philibert. *Soc. méd. des hôp.*, 1901, p. 230.

39°8, le matin ; 40°6, le soir ; en présence de cette courbe thermique, progressivement ascendante en escalier, avec légères rémissions matinales, Bezançon et Philibert pensent, malgré l'absence de céphalée et de troubles intestinaux, qu'il s'agit de fièvre typhoïde et trouvent confirmation de leur hypothèse dans la constatation dans les urines de la diazo-réaction d'Ehrlich, et dans le sérum, de la séro-réaction agglutinante de Widal ; le sérum agglutine à 1/40°, mais il n'a pas été cherché si le pouvoir agglutinatif était plus élevé.

Le 16 septembre, la température se maintient élevée : 40° le matin, 40° le soir. L'examen de l'abdomen décèle, au niveau du bord droit du muscle grand droit, une tumeur allongée, piriforme, manifestement appendue au bord inférieur du foie, à bord facile à délimiter, rénitente, légèrement douloureuse. Il s'agit d'une façon évidente de la vésicule biliaire détendue. Traitement : immobilité ; vessie de glace. Le 17 septembre, c'est-à-dire le 7e jour de la maladie, au moment où on s'attendait à voir paraître les taches rosées et la courbe thermique se disposer en plateau, il se produit une rémission très marquée, la température à 39°, 2 le matin ne remonte qu'à 39°, 8 le soir ; la vésicule est toujours très volumineuse ; les urines ne contiennent pas de pigments biliaires ; il n'y a pas traces de subictère. La diazo-réaction d'Ehrlich persiste très intense (mousse rose), et la mensuration du pouvoir agglutinatif du sérum vis-à-vis du bacille d'Eberth s'élève au taux considérable de 1 pour 600.

Le 18, la température est tombée à 37°, 8 le matin et n'est remontée qu'à 38° 2 le soir. Le 19 septembre elle s'abaisse à 37°, 4 ; la malade a eu, pendant la nuit, une forte débâcle de matières liquides verdâtres comme de la purée de pois. Les jours suivants, la température oscille autour de 37°. La vésicule est diminuée de volume, mais reste douloureuse à la pression. La diarrhée a diminué, mais a conservé les mêmes caractères ; le point cystique persiste. Le diazo-réaction d'Ehrlich est moins marquée. La malade prend 2 grammes de salicylate de soude en 4 cachets par jour.

Cette défervescence n'est cependant pas complète, et pendant 3 jours, si la température du matin est de 36° 8, le soir elle s'élève à 37° 8. La vésicule revient à son volume normal et n'est plus perceptible à la palpation ; la pression au point cystique, n'éveille pas de douleur.

Du 22 au 28 septembre, il semble qu'il se produit une petite rechute; la température s'élève à nouveau en escalier et atteint 38° 2 le 24 au soir pour présenter une série d'oscillations croissantes, puis descendantes, si bien que le 29, la température est retombée à 36° 8 et s'y maintient. Pendant cette période, la vésicule avait augmenté à nouveau de volume et était redevenue sensible.

Les jours suivants, la malade entre en convalescence ; la vésicule n'est plus perceptible à la palpation ni douloureuse à la pression et la malade sort guérie de l'hôpital le 25 octobre, après être restée en observation pendant près d'un mois sans avoir présenté d'autre phénomène qu'un abcès du sein à staphylocoque doré.

Enfin, la 4e observation, rapportée par Le Gendre, concerne une jeune fille de 19 ans, anémique depuis 4 ans, souffrant depuis cette époque de maux d'estomac et de céphalalgie ; elle entra le 1er octobre à l'hôpital Tenon. Depuis 8 jours, céphalalgie plus intense et fatigue nécessitant l'alitement. A son entrée, température : 38° ; pendant les 8 premiers jours, la température suit une marche progressive jusqu'à 40° ; elle oscille pendant 6 jours entre 39 et 40, pour redescendre ensuite au dessous de 37° en l'espace de 7 jours. Pendant cette période, la malade n'a présenté aucun des signes classiques de la fièvre typhoïde : langue nette et rose, pas d'épistaxis, pas de diarrhée, pas de ballonnement du ventre, pas de douleur à la pression de l'abdomen, pas d'hypertrophie splénique, pas de bronchite, ni de taches rosées, Par 2 fois le séro-diagnostic de Widal, le 9e et le 20e jour a été négatif. Au sommet droit, légèrement submat, la respiration est affaiblie et l'expiration prolongée, mais ces signes n'ont pas évolué et, on n'a constaté que les signes hématologiques et cardio-vasculaires de la chlorose.

Traitement : bains. La malade sort guérie à la fin d'octobre.

Elle entre de nouveau le 15 novembre avec 40° de température, de la céphalalgie, des vomissements, la langue sèche non saburrale, anorexie et soif, pas de rate appréciable, pas de phénomènes intestinaux. Deux taches rosées à peine visibles et discutables, l'une à la région lombaire, l'autre dans la fosse sous-épineuse droite. Traitement : bains tièdes. La fièvre s'abaisse à 39°, jusqu'au 18. Le 18, la malade se plaint de douleurs vagues dans l'hypochondre droit; ces douleurs augmentent à la pression de la région cystique. Cette douleur s'accentue de plus en plus, la température s'élève. Le 23 novembre, réaction agglutinante positive. Le 30, nouvelle séro-réaction positive à 1/1000. Après une semaine d'apyrexie, la température s'élève à 40°, précédée de frissons, et persiste pendant 3 jours, rendant le diagnostic de cholécystite probable et l'opération imminente.

IV. LES CHOLÉCYSTITES CHRONIQUES LITHOGÈNES

En terminant nous voudrions montrer l'importance des cholécystites éberthiennes lithogènes. Elles sont chroniques et par conséquent sortent de notre tâche. Mais leur histoire remonte généralement à une fièvre typhoïde comme le premier l'a montré Hanot (1), et les cholécys-

(1) Hanot. Fièvre typhoïde et lithiase biliaire. *Bulletin méd.*, 22 janv. 1896.

tites éberthiennes qui demeurent lithogènes ont dans une première période de leur évolution été plus ou moins aiguës. C'est donc comme séquelle fréquente des cholécystites éberthiennes primitives ou secondaires à la fièvre typhoïde que nous désirions citer ici la lithiase biliaire, dont l'origine infectieuse est aujourd'hui démontrée à la suite des travaux de Galippe (1), Gilbert et Dominici (2), Gilbert et Fournier (3), et Fournier (4).

Les cholécystites paratyphiques sont aussi, d'ailleurs, capables de la produire, comme le montrent plusieurs observations résumées dans la thèse de Demanche (5) et particulièrement l'observation de Pratt (6) où le bacille paratyphique put être isolé du centre même des calculs.

(1) Galippe. *Société de biologie*. 1886. *Journal des connaissances méd.* 1894, p. 154.

(2) Gilbert et Dominici. *Société de biologie*, 16 juin 1894.

(3) Gilbert et Fournier. *Société de biologie*, 8 février 1896.

(4) Fournier. Origine microbienne de la lithiase biliaire. Thèse. Paris. 1896.

(5) Demanche. Thèse. Paris, 1908, p. 44.

(6) Pratt. On paratyphoid fever and its complications. *Boston Medical and surgical journal*, 5 février 1903, p. 138.

CHAPITRE III

ETIOLOGIE

Par définition même, puisque nous étudions les infections biliaires éberthiennes, nous n'avons pas à rechercher la cause déterminante. Elle est connue. C'est le bacille d'Eberth.

Restent les causes prédisposantes et occasionnelles.

Nous les étudierons successivement dans les angiocholites et les cholécystites aiguës.

I. LES ANGIOCHOLITES AIGUES.

Dans certaines observations il existe peut-être une *débilité* familiale ou acquise des voies biliaires. Il serait intéressant de rechercher quelle est la proportion de *cholémiques familiaux*, qui font des angiocholites éberthiennes, par rapport au nombre qu'on observe dans les fièvres typhoïdes ordinaires.

II. LES CHOLÉCYSTITES AIGUES

Il est ici une cause prédisposante assez souvent rencontrée, c'est la *lithiase* biliaire antérieure. Elle est expressément notée dans les observations de Chauffard, Galhaid et Souligoux, Jeanbrau, Landrieux et Cunéo, Chantemesse et Gosset, Hamilton, Marsden, Richardson, Erdmann, Rokitenski, Patel, Thomas, Kiliani, Bel, etc., et dans notre seconde observation où des calculs vésiculaires trop gros pour être tous récents ont été trouvés. Il semble bien qu'il y ait là application de la règle du *locus minoris resistentiæ*.

CHAPITRE IV.

ANATOMIE PATHOLOGIQUE

L'anatomie pathologique des angiocholécystites éberthiennes ne nous arrêtera pas longtemps, après ce que nous en avons dit dans l'historique et dans nos observations.

A. ANATOMIE PATHOLOGIQUE DES ANGIOCHOLITES AIGUES.

Nous n'avons qu'à signaler les caractères spéciaux à l'infection éberthienne. Or ils paraissent extrêmement légers.

La forme catarrhale n'est guère connue qu'expérimentalement, et la forme purulente, très rare, n'a rien de spécial. Pour plus de détails, nous renvoyons à la thèse classique de Dominici (1), qui a étudié les angiocholites typhiques, cholériques, pneumoniques au point de vue anatomo-pathologique et expérimental.

(1) DOMINICI. *Thèse.* Paris, 1893-94..

Les cholécystites nous arrêteront un peu plus longuement.

B. ANATOMIE PATHOLOGIQUE DES CHOLÉCYSTITES AIGUES.

Ce qui caractérise le mieux les cholécystites typhiques c'est la relative fréquence de la cholécystite perforante. « Il semble, dit Dominici, que le bacille d'Eberth conserve dans les voies biliaires les propriétés destructives qu'il possède vis-à-vis de l'intestin ». On trouve dans ces cas, dans la vésicule, dans les canaux principaux, des ulcérations souvent assez étendues, très nettes, à bords taillés à l'emporte-pièce, qui occupent toute l'épaisseur de la paroi et ouvrent la séreuse péritonéale.

Les deux autres formes, catarrhale et purulente n'ont rien de bien spécial.

Chez l'homme, la cholécystite *catarrhale* est marquée macroscopiquement par l'aspect rouge et tomateux de la muqueuse et la vascularisation des parois infiltrées de cellules embryonnaires, qui viennent en masse diviser les éléments conjonctifs des couches sous-muqueuses jusqu'à la musculeuse. Lorsque l'inflammation est plus intense, elle arrive jusqu'à la séreuse, dans la *péricholécystite*.

La cholécystite suppurée, au point de vue histologique se caractérise chez l'homme, « dit Schwartz (1) par une distinction plus ou moins complète des couches de la paroi ; c'est la muqueuse surtout qui est touchée ; ses

(1) Schwartz. *Chirurgie du foie*. Doin, 1901, p. 73.

épithéliums de revêtement et glandulaires ont disparu par places, de même que ses villosités. Une infiltration de leucocytes, de cellules embryonnaires, apparaît et constitue, en certains points, de véritables amas, qui deviendront de petits abcès pariétaux, soit sous-muqueux, soit intra-musculaires, soit sous-séreux ; les éléments normaux sont dissociés par les éléments embryonnaires, par des globules de pus. On trouve surtout les microbes pathogènes dans les petits abcès et dans leur voisinage immédiat. »

Cette description, chez l'homme, se retrouve aussi chez l'animal.

Dès les 3e, 4e et 5e jours après l'inoculation sanguine du bacille d'Eberth aux lapins, Lemierre et Abrami ont trouvé la vésicule biliaire distendue en général, rétractée, rarement, mais toujours d'une coloration blanche ou blanc jaunâtre.

Le liquide, au lieu d'avoir l'aspect de la bile, était tantôt homogène, épais et blanchâtre, tantôt formé d'une sérosité incolore contenant de nombreux flocons blancs.

Au microscope on voyait dans ce liquide beaucoup de cellules épithéliales desquamées, des leucocytes et une quantité considérable de bacilles, les uns libres et mobiles, d'autres en chaînettes ou en amas.

Les parois de la vésicule, étaient épaissies : la muqueuse, hypérémiée, était tapissée de mucus blanchâtre et présentait souvent par places des points jaunâtres donnant l'impression d'un processus d'ulcération imminente. Dans un cas il existait même des adhérences récentes unissant le fond de la vésicule à la face inférieure du foie. Cette péricholécystite typhique n'était pourtant pas aussi intense que celle obtenue également par Lemierre et Abrami en injectant dans la circulation veineuse du lapin du pneumobacille de Friedlœnder.

Quand on ouvre la vésicule, on voit que sa muqueuse est hypérémiée, tapissée de mucus blanchâtre que l'on retrouve dans les canaux excréteurs.

Les examens histologiques des parois vésiculaires montrent (1) que la muqueuse est infiltrée de leucocytes ; presque partout l'épithélium reste en place ; mais en certains points il a complètement disparu, et le derme muqueux est directement en contact avec une masse amorphe, granuleuse, teintée de rose par l'éosine et qui contient par places des cellules dégénérées, encore reconnaissables à leurs noyaux plus ou moins bien colorés. Aux points où adhèrent ces masses amorphes, les lésions des parois vésiculaires sont au maximum ; l'infiltration leucocytique, extrêmement abondante dans la muqueuse, envahit complètement la couche musculeuse.

Chez un lapin qui, le 6e jour présentait encore du bacille d'Eberth dans la bile, les lésions de la vésicule étaient en voie de régression évidente, et la bile, très fluide, contenant encore des flocons blancs, commençait à reprendre une très légère teinte verdâtre.

Ces lésions de cholécystite expérimentale semblent donc assez passagères ; pourtant Blachstein, Welch, Dœrr, ont vu plus de 100 jours après l'inoculation, des alté-

(1) LEMIÈRRE (A), et ABRAMI (P.) L'infection éberthienne des voies biliaires. *Arch. des mal. de l'app. digestif et de la nutrit.*, 1908, Nos 1 et 2.

rations de la bile et des lésions inflammatoires de la vésicule. Cushing, au bout de 3 mois, a noté, de plus, l'existence de 3 calculs biliaires.

CHAPITRE V

DIAGNOSTIC

Après les longs développements que nous avons donnés à l'étude clinique de l'infection aiguë des voies biliaires par le bacille d'Eberth, nous pouvons être très bref sur son diagnostic.

Il doit être fait, non seulement par la méthode clinique, qui permet surtout de reconnaître la localisation de l'infection, mais encore par la méthode bactériologique, qui seule démontre la nature exacte du microbe infectant.

Nous envisagerons successivement ces deux méthodes.

A. DIAGNOSTIC CLINIQUE

Ce diagnostic, étant surtout localisateur, diffère selon qu'il s'agit d'angiocholites ou de cholécystites. Nous passerons en revue successivement ces deux cas.

I. Diagnostic clinique des angiocholites aiguës.

Le diagnostic positif se base essentiellement sur l'*ictère*.

Cet ictère, variant dans son intensité et pouvant coïncider avec un degré plus ou moins marqué d'insuffisance hépatique, on en distingue trois types : type *d'ictère infectieux*, type *d'ictère catarrhal*, et type *d'ictère grave*.

Le 1er se caractérise par l'ictère orthopigmentaire. la cholurie, l'absence habituelle de décoloration des matières, et une chute thermique suivie d'une élévation plus ou moins marquée, avec souvent un peu de confusion mentale et de délire.

Le 2e n'est marqué que par un simple ictère orthopigmentaire, souvent très léger, avec cholurie et décoloration des matières, troubles passagers, ne retentissant pas sur l'état général du malade.

Le 3e enfin, degré maximum de l'ictère infectieux avec insuffisance hépatique, se caractérise par l'ictère plus ou moins effacé selon le degré de l'hypocholie, la cholurie consistant surtout en urobilinurie, la décoloration plus ou moins marquée des matières fécales, la chute de la température, des vomissements, des érythèmes, des hémorragies et du délire avec confusion mentale aboutissant au coma.

Les angiocholites aiguës éberthiennes, qui revêtent ces 3 types, doivent être reconnues dans deux conditions différentes : selon qu'elles sont *liées à la fièvre typhoïde* ou qu'elles sont cliniquement *primitives*.

Dans le *premier cas*, on ne confondra pas l'*angiocholite aiguë à forme d'ictère infectieux de moyenne intensité* avec :

Une *oblitération calculeuse du cholédoque*, qui s'accompagne de décoloration totale et persistante des matières fécales, a été précédée de douleurs dans l'hypochondre droit et ne présente pas le tableau fébrile de la fièvre typhoïde ;

Une *fièvre bilieuse d'origine paludéenne*, mais la rate est grosse et l'on connaît des antécédents d'infection malarienne ;

Une *infection biliaire d'aspect typhoïde* autre que l'infection éberthienne. La cause d'erreur peut être double : on prendra pour la dothiénentérie ce qui n'est que l'expression d'un état général grave, mais sans taches rosées lenticulaires sans catarrhe pulmonaire, sans gargouillement iliaque et sans le rapport classique dans la fièvre typhoïde de la courbe du pouls et de la température ; on prendra pour un ictère infectieux, dont il reste à déterminer la nature par la méthode bactériologique, l'angiocholite survenue en cours de la fièvre typhoïde, dont elle efface, par un symptôme d'étiologie surajoutée, le tableau clinique.

On ne confondra pas *l'angiocholite aiguë à forme d'ictère catarrhal* avec un simple ictère par rétention d'origine calculeuse ou un ictère émotif, car la symptomatologie de cet ictère catarrhal est trop légère pour modifier l'évolution de la fièvre typhoïde, et la constatation d'un simple ictère sans retentissement général permet par là même de faire le diagnostic. On n'a pas encore, en effet, décrit *d'ictères hémolytiques* au cours de la dothiénentérie ; il est possible qu'il n'y en ait pas ; on n'a donc pas à s'en préoccuper ; existeraient-ils d'ailleurs, qu'ils différeraient de l'ictère catarrhal par la persistance de la décoloration des matières et par les caractères hématologiques aujourd'hui bien connus. Néanmoins, comme cette étude, à notre connaissance, n'a pas été faite, il serait intéressant d'examiner le sang des typhiques ictériques pour voir si parfois on n'y trouverait pas la diminution de la résistance globulaire et des hématies granuleuses.

On ne confondra pas, enfin, *l'angiocholite aiguë à forme d'ictère grave* avec la *fièvre jaune*, bien caractérisée par ses conditions climatériques et régionales ; le *typhus angio-hépatique de Landouzy*, type morbide, parmi les syndromes purpuriques, qui n'est que l'expression clinique d'une toxi-infection intense et variable agissant particulièrement sur le foie. Il n'y a pas là prédominance d'angiocholite, et pas forcément d'ictère ;

L'insuffisance hépatique aiguë, enfin, telle que l'ont décrite Roger et Laignel-Lavastine et qui, elle non plus ne s'accompagne pas d'ictère.

Dans le *second cas*, des *angiocholites aiguës cliniquement primitives*, le diagnostic ne pourra se faire que par la méthode bactériologique.

Qu'elles révêtent l'un des 3 types d'ictère, d'infectieux bénin, d'ictère catarrhal, ou d'ictère grave, elles pourront à la rigueur être soupçonnées, quand il y aura des prodromes généraux et digestifs, tels que céphalée, asthénie, épistaxis, état saburral de la langue et constipation, des possibilités de contagion ou des conditions d'endémicité ou d'épidémicité.

II. Diagnostic clinique des cholécystites aiguës.

L'erreur que doit éviter le médecin dans le diagnostic des cholécystites aiguës éberthiennes est double, mais de conséquences très différentes : c'est, dans le cas des cholécystites liées à la fièvre typhoïde, de les méconnaître ; c'est, dans le cas des cholécystites éberthiennes cliniquement primitives, de ne pas les rapporter à leur véritable cause ; la première erreur peut entraîner la mort du malade ; la seconde n'a souvent qu'une importance théorique.

Aussi faut-il discuter le diagnostic dans ces deux conditions différentes.

Dans le 1er cas : cas *des cholécystites aigües liées à la fièvre typhoïde*, il faut encore distinguer selon que la cholécystite est précoce ou tardive, survient dans le cours, ou dans la convalescence de la dothiénentérie et selon qu'elle est catarrhale, ulcéreuse et perforante ou purulente.

Le *diagnostic positif* de la cholécystite aiguë se base sur deux signes, l'un fonctionnel et l'autre physique : la douleur, et la tumeur.

La *douleur* est spontanée dans la moitié supérieure droite du ventre, avec irradiations soit en dedans, soit en arrière, du côté de l'omoplate ou entre les épaules ; elle est provoquée par la pression au point cystique, à l'extrémité antérieure de la 3e côte, et s'accompagne généralement de contraction du muscle grand droit de l'abdomen du côté droit.

La *tumeur* occupe le même point ; elle déborde les fausses côtes à la façon d'une demi-sphère de volume variable, de 6 à 12 cm. de diamètre et même plus. Cette tumeur, dont on ne sent par la palpation que la moitié inférieure et seulement quand la rémission de la contracture abdominale le permet, est arrondie, lisse, mate, douloureuse, peu mobile latéralement, mais suivant avec le foie les mouvements respiratoires.

Les autres symptômes, vomissements, fièvre, ictère, sont inconstants, variables, donc secondaires de moins d'importance.

Le *diagnostic positif de la variété anatomique* de la cholécystite n'est pas toujours possible.

La forme *catarrhale* se reconnaît, peut-on dire, négativement, à la douleur et la tumeur sans autres signes de complications biliaires.

La forme *ulcéreuse* est parfois signalée par du mélæna, comme dans l'observation d'Achard et Feuillé, mais malheureusement trop souvent et même dans la règle, la première manifestation de l'ulcération et la perforation est le tableau dramatique de la péritonite suraiguë par perforation. C'est ce qui fait le terrible danger de la cholécystite aiguë *perforante*.

La forme *purulente* se manifeste généralement par la persistance de la fièvre à grandes oscillations, la gravité de l'état général, le teint terreux, les frissons, la fréquence des réactions péritonéales de péricholécystite ;

mais dans certains cas tout signe clinique de suppuration manque comme dans le cas de Le Gendre ; il faut alors recourir à l'examen du sang : l'hyperleucocytose avec polynucléaires permet quelquefois le diagnostic, comme nous l'avons vu, mais parfois aussi cette réaction manque ; d'où cette conclusion pratique, qu'en cas de doute et même en l'absence de signes de suppuration, il faut opérer et ouvrir la vésicule.

Le *diagnostic différentiel des cholécystites précoces*, c'est-à-dire, évoluant au cours de la fièvre typhoïde, est souvent très difficile, car l'état typhique du malade rend les réactions de l'organisme moins nettes à l'infection des voies biliaires, et la complexité du tableau morbide empêche d'y reconnaître toujours les signes plus ou moins estampés de la cholécystite.

Ainsi, la *douleur* de la cholécystite catarrhale peut être prise pour la simple douleur iliaque habituelle des typhiques. S'exagère-t-elle ? dit Quénu, on pense naturellement à une propagation de l'inflammation des plaques de Peyer, à une réaction péritonitique au voisinage de ces plaques ulcérées, ou encore à l'extension inflammatoire à l'appendice, à une perforation intestinale.

On avait pu espérer que le signe de Rovsing (1) permettrait de distinguer l'appendicite même haut située de la cholécystite. On sait en quoi consiste ce signe. La main gauche étant appliquée à plat sur le colon descendant on appuie sur ses doigts avec la main droite et tout

(1) Th. Rovsing. Indirektes Hervarrufen des typischen Schmerzes aus Mac Burney's Punkt. *Centralblatte für Chirurgie*, 1907, n° 43, 26 oct. p. 1257-1259.

en continuant à comprimer le colon, on fait glisser les mains de bas en haut vers l'angle splénique de façon à refouler vers le cœcum les gaz qui y sont contenus. L'augmentation de pression des gaz dans le cœcum et l'appendice en distendant ces organes y provoque une douleur nette, localisée au point de Mac Burney et rappelant absolument celle qu'on obtient par pression directe de ce point.

Malheureusement cette provocation indirecte de la douleur au point de Mac Burney, non seulement peut être négative dans l'appendicite, où Fuster (1) ne l'a observée que 12 fois sur 40, mais surtout elle existe dans la cholécystite, comme l'ont observé Lanenstein et Fuster.

On voit donc la difficulté de remonter à la cause de certaines péritonites paratyphoïdes, dites par propagation, qu'après avoir niées, on accepte de nouveau aujourd'hui, et qui semblent être aussi souvent d'origine vésiculaire que d'origine appendiculaire.

La *tumeur* est-elle perceptible ? ; le diagnostic est plus facile ; cependant on a pu la prendre pour la contracture localisée du grand droit et croire à la rupture de celui-ci. Inversement, la contracture limitée de la partie supérieure du droit peut donner l'illusion d'une tuméfaction vésiculaire qui en réalité est absente, comme chez un malade de Widal, qui, dans une rechute de fièvre typhoïde, fut pris de douleurs vives au niveau de la

(1) FUSTER O. (VIENNE). Zum Rovsingschen Appendicitis Sympt. *Deutsche Zeitchrift für Chirurgie*, 1909. Vl. XCVII, f' 3-4, p. 29)-201.

vésicule avec « constatation d'une tuméfaction à ce niveau et vomissements bilieux » ; le malade fut opéré et mourut « la vésicule biliaire, aussi bien que les organes abdominaux étaient sains ».

Quand elle est peu marquée, elle donne l'impression d'une simple augmentation de volume du foie et l'on parle de congestion hépatique ou de ptose ; est-elle assez volumineuse ? elle peut être prise pour un abcès du foie, comme dans le cas de Camac.

Un mélæna coïncidant avec la disparition d'une tuméfaction cystique permet évidemment de songer à une hémorragie vésiculaire, et par analogie avec les hémorragies intestinales dues aux ulcérations de la muqueuse, de faire le diagnostic de cholécystite ulcéreuse. Mais à part ce signe en coïncidence avec une modification de la région cystique, le diagnostic ne paraît pas possible.

C'est donc devant le tableau de la péritonite suraiguë par perforation qu'il faudra faire le diagnostic de cholécystite ulcéreuse perforante. On la reconnaîtra généralement à l'intensité de la douleur classique « du coup de poignard » à l'intensité de la réaction du plexus solaire en rapport avec le siège haut situé de la perforation, à des antécédents plus ou moins frustes de cholécystite qui maintenant sont expliqués, douleurs dans l'hypochondre droit et état nauséeux ; enfin à la rapidité du collapsus cardiaque, si une intervention d'extrême urgence n'est pas immédiatement pratiquée.

Après ce que nous avons dit, nous n'avons pas à insister sur le diagnostic de la cholécystite purulente au cours de la fièvre typhoïde.

Par contre, dans la convalescence de la dothiénentérie, le diagnostic des cholécystites aiguës mérite toute notre attention.

La *cholécystite catarrhale*, dans son tableau clinique complet, est facilement reconnue et distinguée aussitôt d'une rupture musculaire, d'une congestion hépatique, d'une crise de colique hépatique, d'une appendicite haut située ou d'une simple névralgie phrénique ou intercostale. Mais quand elle est fruste, réduite à la douleur cystique avec défense musculaire et léger état nauséeux, elle peut être prise pour une indigestion, un simple embarras gastrique en rapport avec une alimentation trop précoce, et surtout une rechute.

Nous insistons beaucoup sur ce diagnostic avec la rechute, car dans nos deux cas personnels nous avons vu survenir des rechutes certaines, immédiatement après des réactions biliaires plus ou moins marquées, de telle sorte qu'on peut se demander si souvent la cholécystite n'est pas le premier acte de la rechute et si beaucoup de rechutes ne sont pas à point de départ cholécystique.

La forme *perforante*, plus nette dans son tableau du fait de la disparition des symptômes typhiques, sera plus facilement reconnue qu'au cours même de la maladie et moins confondue avec une perforation de l'iléon, de l'angle colique droit, ou de l'appendice.

Quant à la forme *purulente*, selon que seront masqués les signes de la suppuration ou les signes de localisation, elle pourra être confondue avec une cholécystite catarrhale ou une péritonite, ou au contraire faire chercher dans tout l'organisme un foyer de suppuration latent qu'un examen systématique ne doit jamais négliger au niveau des membres et du siège.

Reste le diagnostic des *cholécystites aiguës chroniquement primitives.*

Leur diagnostic différentiel est celui de toutes les cholécystites aiguës et sort de notre cadre.

Nous n'avons à nous occuper que de leur diagnostic étiologique.

Certains symptômes : l'importance des prodromes de l'embarras gastrique et de la fièvre continue avec augmentation de volume de la rate, permettant de soupçonner le bacille d'Eberth.

Mais c'est seulement la méthode bactériologique qui fera le diagnostic sans discussion.

B. DIAGNOSTIC BACTÉRIOLOGIQUE.

Ce diagnostic, qui s'applique aussi bien aux angiocholites qu'aux cholécystites et aux angiocholécystites, n'est qu'un cas particulier du diagnostic général bactériologique des infections éberthiennes. Nous n'avons donc pas à le décrire mais à en indiquer la marche, renvoyant pour le reste aux traités de bactériologie et aux travaux de Lemierre (1), et Demanche (2).

On cherchera d'abord à isoler le bacille d'Eberth et ensuite à étudier les propriétés du sérum des malades.

(1) LEMIERRE. L'ensemencement du sang pendant la vie. *Thèse.* Paris, 1904, p. 5.
(2) DEMANCHE. *Thèse.* Paris, 1908, p. 54.

I. Isolement du bacille d'Eberth.

Ce procédé, qui est le plus sûr, sera mis en œuvre, par l'une ou plusieurs des cultures suivantes, selon les conditions de l'observation :

1° *Culture du contenu de la vésicule et des voies biliaires*, au cours de l'opération, mieux qu'à l'autopsie, où les causes d'erreurs sont multiples ;

2° *Culture du sang*, procédé de tout premier ordre, qui, dans notre 1re observation, nous a donné un résultat positif ;

3° *La culture des selles*, permettant peut-être d'établir un parallélisme entre les éliminations fécales intermittentes de bacilles d'Eberth et les réactions angiocholécystiques ;

4° *Et la culture des urines*, qui, de moindre importance au point de vue diagnostique, a un intérêt prophylactique.

II. Propriétés biologiques des sérums.

Ces propriétés sont mises en pratique dans 3 épreuves :

1° *L'agglutination par le sérum* du malade d'une culture de bacille d'Eberth.

Pour que l'épreuve ait une valeur positive, il faut que le taux de l'agglutination soit élevé, car les sérums des paratyphiques ont une action sur le bacille d'Eberth, et faute d'établir la comparaison des agglutinations respectives d'un même sérum pour des bacilles d'Eberth et des bacilles paratyphiques, on a pu prendre pour des infections éberthiennes des infections paratyphiques.

La différence entre les deux agglutinations reste toujours très grande. Ainsi, le sérum de paratyphique, agglutinait à 1 pour 40000 et à 1 pour 6000 l'Eberth (Karte) ; à 1 pour 2000 et à 1 pour 40 (Rieux et Sacquépée), à 1 pour 800 et à 1 pour 20 (Netter et Ribadeau-Dumas), à 1 pour 2000 et à moins de 1 pour 20 (Demanche).

Il n'en est pas de même, dit Demanche, de l'action des sérums typhiques sur les bacilles paratyphiques. Tous les auteurs s'accordent pour admettre la coagglutination, mais ils se divisent sur un degré : pour les uns elle serait inférieure à la moitié de l'agglutination spécifique ; pour d'autres elle lui serait égale ou supérieure (Conradi-Drigalsky et Jürgens, Grumberg et Rolly, Fischer, Lentz).

Enfin on peut se demander si, dans les infections biliaires avec ictère plus ou moins marqué, la présence de pigments dans le sérum ne modifie pas les conditions de l'agglutination. De l'étude de 17 cas, dont 10 concernent des bacilles paratyphiques et les autres des bacilles d'Eberth, et dans lesquels il a pu contrôler par la culture de la bile les résultats positifs ou négatifs de l'agglutination, Blumenthal (1) conclut que l'ictère ne diminue pas la valeur de la méthode.

(1) BLUMENTHAL. Uber die Beolentung der Gruber-Widalschen Reaktin bei Erkrankungen der Leher und der Gallen wege (*Medizinisch Klinik*), 905, N° 48, p. 1227.

2° La saturation des agglutinines.

Voici, d'après Demanche (1), en quoi consiste cette épreuve.

« Lorsqu'un même sérum agglutine deux espèces microbiennes, le bacille d'Eberth et un paratyphique (2), par exemple, on a cherché à mettre en évidence l'agglutination spécifique par l'épreuve de Castellani.

S'agit-il d'une infection réellement mixte ? l'addition d'une culture de l'un des deux microbes en question au sérum n'agit que sur l'agglutinine correspondante : la saturation est homologue. Si, au contraire, l'infection est simple, avec agglutination secondaire, on reconnaîtrait le bacille spécifique infectant à ce fait, que seul, ce bacille est capable d'abaisser le double pouvoir agglutinatif du sérum, et de produire une saturation totale, tandis que le microbe correspondant à la coagglutinine n'a d'action que sur celle-ci. Cette épreuve donne de bons résultats pour les sérums expérimentaux (3) ; mais elle est beaucoup moins fidèle pour les sérums humains ».

3° Enfin, la *recherche des sensibilisatrices* peut fournir quelques renseignements. Les sérums paratyphiques A et B renferment chacun une sensibilisatrice spécifique, qui est fixée à la fois par le bacille correspondant et par le bacille d'Eberth. Au contraire les bacilles paratyphiques ne fixent pas la sensibilisatrice typhique.

(1) Demanche, *loc. cit.*, p. 60.

(2) Nelter et Ribadeau-Dumas. Apparit. des agglutinat. spécifiques et des agglutinat. de famille au cours des affect. typhoïdes et paratyphoïdes. *Soc. de Biologie*, 25 nov. 190?, p. 5C2.

(3) Rieux et Sacquépée. Valeur de la saturat. dans le diagnostic des agglutinines typhiques et paratyphiques. Saturat. des agglutinines paratyphiques. *Soc. de biologie*, 16 déc. 1905, p. 653 et 655.

CHAPITRE VI

PRONOSTIC

Le pronostic est, comme toujours, variable selon les cas.

A. PRONOSTIC DANS LES ANGIOCHOLITES AIGUES

Il est comme dans toute affection hépatique, intimement lié à l'état fonctionnel de la cellule hépatique. Il est donc très important d'avoir recours à diverses recherches chimiques — coefficient d'oxydation, dosage de l'urée, recherche de l'élimination intermittente du bleu de méthylène, glycosurie alimentaire — pour avoir une connaissance aussi exacte que possible de l'équilibre hépatique.

Mais la valeur de ces renseignements n'est que très relative. Aussi peut-on dire, avec Quénu et Duval, que l'incertitude complète sur l'évolution d'un ictère qui commence, et l'insuffisance des renseignements sur l'état de la fonction hépatique sont les deux raisons qui rendent les indications opératoires dans les angiocholites très peu précises. Nous allons y revenir au chapitre suivant.

B. PRONOSTIC DANS LES CHOLÉCYSTITES AIGUES

Comme dans les angiocholites, dans les cholécystites aiguës, le pronostic dépend de l'état de la cellule hépatique, car on sait que le plus souvent l'infection, pour être cliniquement prédominante à la vésicule, n'en est pas moins généralisée à tout l'arbre biliaire, et par conséquent les conditions d'altération cellulaire hépatique sont les mêmes dans les deux cas. Mais de plus, la vésicule, par son volume et ses connexions péritonéales, peut, à elle seule, entraîner des accidents très graves qui assombrissent le pronostic.

C'est d'abord la *perforation*, pouvant brusquement survenir au cours d'une cholécystite catarrhale d'apparence bénigne et entraîner la mort par péritonite suraiguë, à moins qu'une opération très hâtive ne sauve le malade, ce qui est d'ailleurs exceptionnel.

En second lieu, la *suppuration* de la vésicule, sans intervention chirurgicale, se termine généralement par la mort.

En effet, les cas de suppuration certaine, qui ont abouti à la résolution, sont des exceptions, sur lesquelles il ne faut jamais compter.

Enfin, la cholécystite *catarrhale* apparaît beaucoup moins grave, car elle guérit souvent sous l'influence de la glace ou même spontanément, mais, comme elle peut brusquement se compliquer de perforation, ou devenir suppurée, sans que son allure clinique soit très modifiée et que même en apparence guérie elle peut aboutir à la cholécystite lithogène et la lithiase avec toute son iliade de maux, elle doit toujours être considérée comme une complication sérieuse et traitée de très près.

CHAPITRE VII

TRAITEMENT

Le traitement de l'infection éberthienne des voies biliaires doit être médical au début, mais rapidement chirurgical, si le traitement médical n'est pas suivi d'effet. Ce traitement médico-chirurgical s'applique aux angiocholites aussi bien qu'aux cholécystites aiguës.

A. TRAITEMENT DES ANGIOCHOLITES AIGUES

Les angiocholites aiguës, à forme d'ictère catarrhal ou d'ictère infectieux de moyenne intensité, ont généralement une tendance naturelle à guérir. Aussi suffit-il souvent de faciliter la chasse biliaire par le salycilate de soude ou le calomel à petites doses en même temps qu'on met le foie à un repos relatif par le régime lacté.

Si, au contraire, l'angiocholite est grave, il faut intervenir chirurgicalement.

Selon la formule de Quénu et Duval : toute angiocholite grave doit être traitée par le drainage des voies biliaires (1).

1) Le type fébrile bilioseptique, surtout quand il est rémittent ;

2) L'augmentation de volume du foie, douloureux à la palpation ;

3) Les symptômes d'intoxication générale : agitation incessante, délire, teinte gris jaune de la peau, irrégularité du pouls ;

4) Les signes urinaires de l'insuffisance hépatique : oligurie, hypoazoturie, albuminurie, urobilinurie ;

5) Et quand l'ictère devient traînant et l'amaigrissement marqué et progressif.

« Si au bout de trois semaines un ictère fébrile ne s'améliore pas, disent Quénu et Duval, l'intervention est absolument indiquée ». On fera la cholécystostomie dans les cas d'extrême urgence ; la cholécystectomie avec drainage de l'hépatique dans le plupart des cas (2).

Dans certains cas, disent Quénu et Duval, l'amélioration est immédiate et les phénomènes d'intoxication générale disparaissent en quelques heures.

Dans d'autres cas, l'amélioration n'est obtenue qu'au bout d'une à deux semaines ou même la mort survient malgré l'opération.

« Au point de vue de l'écoulement de la bile (3), les liquides biliaires en rétention s'écoulent d'habitude en

(1) Quénu et Duval. *Loc. cit.*, p. 26.
(2) Quénu et Duval. *Loc. cit.*, p. 94.
(3) Sittura P. Le drainage du canal hépatique. *Presse méd.*, 6 mars 1909, p. 161.

grande abondance le 1er jour, la quantité au deuxième diminue et vers le 3e ou 4e atteint le minimum, comme si cette vidange massive avait épuisé le foie; puis la quantité de bile excrétée se régularise ».

Il peut arriver que la bile ne coule pas du tout et cet arrêt de l'excrétion peut ne durer que quelques heures, en un ou deux jours.

Lorsque l'arrêt est absolu et que le drainage a été établi sur la voie principale, avec un drain de calibre suffisant, si l'aspiration n'arrive pas à « déboucher », le pronostic est fatal.

Cet arrêt complet de l'écoulement biliaire peut se produire au bout d'un temps variable pendant lequel l'écoulement a été régulier.

Il peut être progressif ou instantané.

La diminution dans l'excrétion biliaire s'accompagnant d'une reprise de symptômes, comporte un pronostic grave ; l'arrêt définitif traduit une angiocholite capillaire avec ou sans périangiocholite suppurée et annonce l'issue fatale.

En résumé, le mode d'écoulement de la bile fournit presque tous les éléments du pronostic après l'opération.

En général, la durée du drainage est relativement proportionnée à la durée de l'infection biliaire avant l'intervention.

B. TRAITEMENT DES CHOLÉCYSTITES AIGUES.

Le traitement est différent selon qu'il s'agit de cholécystite catarrhale, ou de cholécystite perforante ou suppurée.

Dans le premier cas, on instituera le traitement médical : immobilisation, suppression des bains dans le cours de la fièvre typhoïde, grande vessie de glace constamment appliquée sur la région cystique et la débordant largement, régime lacté intégral et de temps en temps, cholagogues à très faibles doses.

Si après une à deux semaines de ce traitement scrupuleusement observé, la cholécystite n'est pas « refroidie » il y a des chances pour une transformation purulente ou lithogène et par conséquent il y a lieu de discuter une intervention chirurgicale. Celle-ci est formellement indiquée dès qu'il y a présomption suffisante de suppuration, car il vaut beaucoup mieux, même au cours de la fièvre typhoïde et à plus forte raison pendant la convalescence de celle-ci, opérer une cholécystite catarrhale que de laisser à une dangereuse et généralement mortelle évolution naturelle une cholécystite purulente.

L'indication opératoire est au contraire discutable quand il s'agit de la tendance d'une cholécystite à devenir subaiguë et chronique lithogène. Dans le cours même de la dothiénentérie, pareille évolution n'a pas généralement le temps de se produire. Si on la rencontrait, on devrait encore, jusqu'à la convalescence, continuer le traitement médical, tandis que le même processus observé chez un typhique convalescent nous paraît devoir avec avantage être traité par l'opération, car on débarrassera le porteur d'un foyer chronique d'infection susceptible non seulement de réensemencer sur l'intestin, mais de contagionner ses voisins par les selles, et de plus, capable d'aboutir à la lithiase biliaire avec toutes ses conséquences.

Dans le second cas, la cholécystite perforante ou suppurée commande l'opération.

« La brusquerie des phénomènes douloureux, dit Quénu (1), leur intensité et les symptômes généraux qu'on est habitué à rencontrer dans les cas de perforation viscérale en ferait supposer la possibité et justifieront l'acte chirurgical.

« La cholécystite est elle suppurée ? la vivacité des réactions locales jointe à l'examen leucocytaire pourront grandement servir à éclairer notre conduite. Il faut tenir un grand compte du passé des malades ; si le malade a souffert antérieurement de coliques hépatiques, si on est en droit de soupçonner une lithiase vésiculaire, on devra être plus porté à intervenir, la lithiase préxistant à la fièvre typhoïde constituant, les observations en font foi, une circonstance très aggravante pour la cholécystite ». Mais on a objecté à l'opération, que, si la cholécystite typhique est grave, d'autre part, étant donnée la grande fréquence de l'infection éberthienne de la vésicule au cours de la fièvre typhoïde, nombreux doivent être les cas où la guérison est survenue spontanément. En outre, disent les médecins « une opération abdominale chez les typhiques est toujours extrêmement redoutable, trop souvent néfaste (1) » .

A cela Quénu répond qu'il ne faut pas exagérer la

(1) Quénu, *loc. cit.* p. 843.

(1) Widal. *Soc. méd. des hôp.* 1900 à la suite de communication de Parmentier.

gravité de l'intervention chirurgicale chez les typhiques. « Les statistiques d'interventions pour perforations intestinales sont très chargées, c'est entendu, mais il ne faut en déduire qu'une chose, c'est qu'il est grave pour un individu de perforer son intestin et de répandre dans son péritoine un contenu éminemment septique ». L'opération décidée, il faut choisir le procédé opératoire.

C'est, dit Quénu, l'état anatomique de la vésicule qui doit faire se décider le chirurgien.

« Nous repoussons, dit-il, les ponctions de la vésicule à travers la paroi. S'adressant à une vésicule friable et ulcérée, elles nous paraissent plus graves que l'incision franche, et d'autre part, comme on ne sait jamais si une perforation existe ou non, la ponction est une mauvaise intervention à rejeter, malgré le succès d'ailleurs unique de Mason. Si une tuméfaction nette existe et qu'on ne veuille pas recourir à l'anesthénie générale, l'incision de la paroi à la cocaïne fera certes courir moins de risques et sera plus efficace, parce que seul le drainage assurera la continuité de l'évacuation.

« Reste à faire le choix entre la cholécystostomie et la cholécystectomie. Je ne pense pas qu'il faille être absolu et préférer de parti pris l'une à l'autre.

« Evidemment, la cholécystostomie est une opération plus simple, plus facile et plus rapide (c'est elle qui le plus souvent, a été pratiquée), et il n'est pas indifférent, au cours d'une fièvre typhoïde, de tenir compte de ces avantages ; elle me paraît être l'opération de choix dans la majorité des cas ; cependant, s'il existe une perforation ou même s'il existe seulement un état de friabilité des parois, s'il est possible après incision de constater des lésions ulcéreuses de la muqueuse, il vaut mieux recourir à la cholécystectomie. » (1).

(1) Quénu, *loc. cit.* p. 842.

CONCLUSIONS

I. — L'infection éberthienne aiguë des voies biliaires n'est pas, comme on le croyait naguère, une infection ascendante à point de départ intestinal, mais une infection descendante ; la glande biliaire éliminant du sang les bacilles de la septicémie éberthienne primitive qu'est la fièvre typhoïde.

II. Cliniquement, l'infection éberthienne aiguë des voies biliaires est primitive ou secondaire, c'est-à dire, sans rapport avec une fièvre typhoïde ou au contraire liée à celle-ci.

Selon la prédominance de sa localisation anatomique, on la divise schématiquement en angiocholites et cholécystites aiguës.

Les angiocholites aiguës, qu'elles soient primitives ou secondaires, affectent un des trois types suivants : ictère infectieux de moyenne intensité, ictère catarrhal, ictère grave.

Elles peuvent devenir chroniques et aboutir à des cirrhoses biliaires.

Les cholécystites aiguës, qu'elles soient primitives ou secondaires, et dans ce second cas, qu'elles soient précoces ou tardives, sont : ou catarrhales, ou ulcéreuses et perforantes ou suppurées.

III. — Le diagnostic de l'infection éberthienne aiguë des voies biliaires doit être clinique et bactériologique : clinique, il est localisateur de l'affection anatomique ; bactériologique, il détermine avec précision l'agent de la maladie causale.

IV. — Le traitement, médical dans les angiocholites à types d'ictère infectieux bénin ou catarrhales doit être chirurgical dans toutes les infections éberthiennes graves des voies biliaires.

Ce traitement curatif nécessaire, pourra, dans certains cas de cholécystites d'indication opératoire moins formelle, être prophylactique de rechutes, par réinoculation intestinale, de contagion, par dissémination de selles infectées, et de lithiase biliaire, par transformation chronique de cholécystite catarrhale en cholécystite lithogène.

BIBLIOGRAPHIE

Anton et **Fütterer**. — *Münch. med. Woch.* 8 mai 1888, N° 19, p. 315.

Allyn (H.). — *Philadelph. med. Journ.*, 1901.

Alexieff. — The *American Journ. of. med. Sc.*, 1898, p. 466.

Achard et **Feuillé**. — *Soc. méd. des hôp.*, 31 juill. 1908, p. 260.

Barth et **Besnier**. — art. voies biliaires, *in Dict. encyclopédique.*

Brouardel et **Thoinot**. — *Fièvre typhoïde*, p. 104-105-106 et 109, fascicule III du *Nouveau Traité de Médecine et de thérapeutique*, 1905.

Blachstein. — *John Hopkins hosp. Bull.* juill. 1891, vol. II. p. 96.

Buschke. — *The Lancet*, 1898, p. 96.

Bacmeister. — *Münch. med. Woch*, 1908, N° 5, 6, 7.

Bezançon et **Philibert**. — *Journ. de physiol. et de pathol. gén.* janv. 1904, N° 1. p. 74 et fév. 1904, N° 22, p. 99. *Sc. méd. des hôp.* 1901, p. 230.

Blumenthal. — *Münch med. Woch*, 1904, N° 37, p. 1641. — *Mediz. Klinik.*, 1905, N° 48, p. 1227.

Bel. — *Montreal med. Journ.*

Bonnus et **Schwartz**. — In Dauriac. *Thèse Paris*, 1896-1897.

Boinet. — *Arch. gén. de méd.*, 1898, Avril, p. 385.

Camac.— *The Lancet*, 1899, p. 1648. *John Hopkins. Hosp. rep.* 1899.

Cooper Ashurst.— *The American Journal of the medical sciences*, avril 1908, p. 541.

Chiari.— *Zeitschrift für Heilkunde*, 1894, T. XV, p. 199.

Cushing.— *John. Hopkins Hosp. Bull.*, août-sept. 1899, n° 101-102, p. 166.

Cushing et **Camac**.— *The American Journ. of med. Sc.*, mars 1899, p. 275.

Chantemesse et **Gosset**.— *in Thèse de Joyon*. Paris, 1904-05.

Chauffard.— *Soc. méd. des Hôpit.*, 1907.

Dupré. — Les infections biliaires. *Thèse* Paris, 1891.

Dominici.—Des angiocholites et cholécystites suppurées. *Thèse Paris*, 1893-1894.

Dorr. — *Centralblatt für Baktériologie*, 1905, vol. XXXIX, p. 624.

Debré (R.). — *Presse méd.*, 9 janv. 1909. N° 3, p. 17-18.

Demanche. — L'infection paratyphique des voies biliaires.Etude d'un bacille paratyphique, *Thèse* Paris, 1907-1908.

Da Costa. — *American medicine*, 1905, p. 664.

Doléris. — *Soc. d'obst. de gyn. et de péd.*, 10 nov. 1902.

Dehler. — *Münchener Med. Wochenschrift*, 16 avril 1907, N° 16, p. 779 ; 22 oct. 1907. N° 43, p. 2134.

Droba. — *Wiener Klin. Wochenschrift*, 1899, p. 1141.

Dauriac. — Les infections des voies biliaires dans la fièvre typhoïde. *Thèse* Paris, 1896-1897.

Exner (A.) et **Heyrowsky** (H.). *Wien. Klin. Woch.*, vol. XXI, 13 fév. 1908, p. 213.

— *Archiv. für Klin. chirurgie*, T. LXXXVI, f. 3, p. 609

Etienne. — *Revue méd. de l'Est*, 1908.

Erdmann. — *Ann. of. Surgery*, juin 1903.

Ehret et **Stolz**. — Experimentelle Beitræge zür Lehre der Cholelithiasis (Mittheilungen aus den Grenz gebieten der Medizin und chirurgie), 1901, t. VII, p. 372.

Ehrlich (F.). — *Deutsche méd. Wochenschrift*, 18 oct. 1906, n° 42, p. 1704.

Fauraytier. — *Bull. So. anatomique*, 1841.

Forster et **Kayser**. — *Münch. méd. Woch.*, 1905, 1er août. N° 13, p. 1473.

Finkelstein. — *Russ. Wrat.*, 1907, N° 12.

Frazier. — *New-York med. journ.*, 1907.

Fournier.— Origine microbienne de la lithiase biliaire. *Thèse* Paris, 1895-1896.

Foster. — Versammlung Deutscher Naturforscher und Arzte. Dresden-Abtheilung für innere Medizin. Sitzung von 17 september. 1907, Nachmittags. (*Münchener med. Wochenschrift*), 15 oct. 1907, p. 2110 n° 42.

Faitout et **Ramond**. — *Soc. de biologie*, 1896, p. 1130.

Fuster (O.). — *Deutsche Zeitschrift für Chirurgie*, 1909, Bd. XCVII, f. 3-4, p. 190-201.

Galippe. — *Soc. de biologie*, 1886.

— *Journal des connais. méd.*, 1894, p. 154.

Gilbert et **Girode**.— *Soc. de biologie* 1890.

Gilbert et **Lippmann**. — *Id.* 26 déc. 1903.

— — *Id.* 29 janv. 1904.

Gilbert et **Lereboullet**. — *Id.* 15 avril 1905.

— — *Id.* 2 juin 1906.

Gilbert et **Dominici**. — *Id.* 16 juin. 1894.

Gilbert et **Fournier**. — *Id.* 8 février, 1896.

Guarnieri. — *Revista gén. italiana di Clinica médica*, 1892.

Griesinger. — *Traité des maladies infectieuses*. Trad. Lemathe, 2e édit., Vallin, 1877, p. 339-342.

Grimme. — *Münch. med. Wolch.*, 1907, n° 37, p. 1822.

Gundegger. — *Centralblatt für Chirurgie*, 1903, p. 125.

Gibbon. — *Ann. of. Surgery*, 1901, p. 70.

Hanot. — *Bulletin médical*, 22 janv. 1896.

Hawkins. — *The Lancet*, 1897, p. 1873.

Heck. — *Zeitschrift für Hygiène*, 19 février 1907, T. LVI, f. 1 p. 1.

Hunner. — *John Hopkins hosp. rep.*, 1899, p. 163.

Hamilton. — *Montreal. med. Journ*., déc. 1900, et *The Lancet*, 1901.

Harte.— *Ann. of Surgery.*, 1901. p. 70.

Hirst. — *American Medecine*, 1905, p. 222.

Hayem. — *Presse méd.* 9 mars 1898, n° 21, p. 121.

Hagenmuller. — De la cholécystite dans la fièvre typhoïde, *Thèse Paris*, 1876.

Houston (Th.). et **Irwin**. — *The Lancet*, 1909, 30 janv. p. 311-313.

Kramer. — *Journal of experimental Medicine*, 25 mai 1907, T. IX, f. 3.

Kehr. — *Münch. med. Woch*, 1897, N° 41.

Kiliani. — *Ann. of Surgery*, 1901, p. 34.

Kelly. — *The american journ. of med. Sc.*, 1906, p. 446.

Lemierre (A.) et **Abrami** (P.). — *Soc. de biologie*, 27 juillet 1907, p. 252.

— *Presse méd.* 30 octobre 1907, p. 705-706.

— *Ann. des mal. du tube digestif*, 1908, No 1, p. 1-22.

Launois (P. E.). — *Gaz. des hôp.*, 2 avril 1908, N 39, p. 459

— *id.* 19 mars 1908, n° 33, p. 387.

Lichtwitz. — *Deutsches Archiv. für Klin. Medizin.*, 1907, T. XCII, p. 100.

Lorey (A.). — *Münch. med. Woch.*, T. LV, janv. 1908.

Landrieux et **Cunéo**. — *Soc. méd. des hôp.*, 10 fév. 1901.

Lejars. — *Sem. méd.*, 27 juin 1906.

Laignel-Lavastine. — *Presse méd.*, 27 août 1902, p. 810-822.

— *Soc. med. des hôp.*, 1909.

Le Gendre. — *Bull. Soc. anatomique.* 1881.

— *Soc. méd. des hôp.*, 17 nov. 1905, p. 880.

Leudet. — *Clinique méd. de l'Hôtel-Dieu de Rouen.* Paris, 1874, p. 87.

Liebermeister. — *Ziemssen's Handbuch*, p. 166.

Levy et **Kayser.** — *Münchener Medizinische Wochenschrift*, 11 déc. 1903, n° 50, p. 2134.

Métin.— *Ann. de l'Institut Pasteur*, 1900, p. 414.

Miller.— *John Hopkins Hosp. rep.*, 1898, p. 95.

Mason.— *Boston med. and surg. Journ*, 1897, p. 419.

Monier et **Sheild.**— *The Lancet*, mars 1895.

Martin et **Keemann.**— cités par Quenu.

Marsden.— *Medicale chronicle.*

Mauclaire. —*Soc. de chirurgie*, 23 oct. 1907.

Mitchell. *John Hopkins Hosp. Reports.*, 1902, V. X.

Munro.— *Boston med. and Surg. Journ.*, 1903, p. 146.

Netter et **Ribadeau-Dumas.** *Soc. de biologie*, 11 nov. 1905, p. 436, et 18 nov. 1905, p. 450.

Neilson.— *Ann of Surgery.*, 1901, p. 68.

Osler et **Halsted.**— *Transact. of the Assoc. of Americ. Physicians* 1897.

Pawlowski.— *Zeitschrift für Hygiène*, 1900, vol. XXXIII, p. 261.

Pratt. — *Boston med. and surgical Journal*, 5 fév. 1903. p. 138.

Parmentier et Fossard. *Soc. anatomique*, juin 1900.

Patel. — *Lyon médical*, 1906, p. 633.

Pissavy (A.). — *Soc. méd. des hôp.*, 20 mars 1908, p. 424-428.

Potain. — *Sem. méd.*, 1896, 22 avril, n° 22, p. 161.

Quénu. —*Soc. de chirurgie.* 1896.

— De la cholécystite typhique. *Revue de chirurgie*, 10 juin 1908, n° 6, p. 828-848.

Quénu et Duval.— Les angiocholites aiguës. II° *Congrès de la Société internationale de chirurgie.* Bruxelles, sept. 1908. Rapport 42.

Ryska. — *Münchener med. Wochenschrift*, 6 juin 1899.
Ramond et Faitout. — *Soc. de biologie*, 26 déc. 1896.
Ricklin. — *Revue internat. de clinique et de thérapeutique.*
id. 16 déc. 1906, n° 12, p. 483.
id. 18 juin 1907, n° 6, p. 243.
id. 28 juill. 1907, n° 7, p. 291.
Roger (H.). —*Presse méd.* 1900, 28 février.
Roger (H.). et **Demanche**— *Soc. méd. des hôp.* 14 fév. 1908, p. 236.
Richardson. — *Boston med. and surg. journ.* 1891, p. 570.
Rokitsky. — *Annal. der Russich. Ch ir.*, 1899.
Rovsing (Th.). — *Centralblatt für Chirurgie.* 1907, n° 43, 26 oct. p. 1257-1259.
Sanarelli. — *Ann. de l'Institut Pasteur*, 1894, p. 355.
Sacquépée et **Fras.** — *Soc. de biologie*, 25 nov. 1905, p. 533.
Savy et **Delachanal.** — *Soc. méd. des hôp. de Lyon*, 15 déc. 1908.
Sevestre et **Jalaguier.** — in Jacob. *Thèse* Paris, 1893.
Shœmacker. — *Ann. of Surgery*, 1902, p. 455.
Sander. — *Deutsche Klinik*, 1861, p. 70.
Sabourin. — *Revue de méd.*, 1882, p. 600-604.
Schwartz. — *Chirurgie du foie*, 1901, p. 73,
Thomas. — *New-York Med. Journal*, 12 oct. 1907, p. 688.
Thomas et **Schalberg.** — *The Lancet*, 1904, p. 570.
Vedel et **Rimbaud.** — *Presse méd.*, 1903, 6 déc.
Welsch. *John Hopkins Hosp. Bull.* août, 1891, n° 15, p. 121.
Willis (W.) — *Northwest medecine*, 1904.
Widal. — *Soc. Méd. des hôp.*, 1907.

TABLE DES MATIÈRES

INTRODUCTION ... 9

CHAPITRE I. — HISTORIQUE ... 11

I. — Recherches anatomo-cliniques ... 11

II. — Recherches bactériologiques et expérimentales ... 16

a) L'infection ascendante ... 16

b) L'infection descendante ... 17

c) Les bacillophores ... 21

d) La lithiase ... 23

e) Les ictères infectieux ... 24

f) L'infection paratyphique des voies biliaires ... 25

III. — Recherches chirurgicales ... 26

CHAPITRE II — SYMPTOMATOLOGIE ... 32

A. Les angiocholites aiguës ... 34

I. — Les angiocholites aiguës de la fièvre typhoïde ... 35

1° A type d'ictère infectieux de moyenne intensité. 36

2° A type d'ictère catarrhal ... 49

3° A type d'ictère grave ... 51

II. — Les angiocholites éberthiennes primitives ... 57

III. — Les angiocholites chroniques et cirrhoses biliaires éberthiennes ... 66

B. Les cholécystites aiguës ... 74

I. — Les cholécystites aiguës précoces ... 75

1° Cholécystite aiguë catarrhale ... 76

2° Cholécystite aiguë, ulcéreuse, perforante ... 82

3° Cholécystite aiguë purulente ... 85

II. Les cholécystites aiguës tardives ... 86

1° Cholécystite aiguë catarrhale ... 100

2° Cholécystite aiguë perforante. 101
3° Cholécystite aiguë purulente. 102
III. Les cholécystites primitives 103
IV. Les cholécystites chroniques lithogènes. 109

CHAPITRE III. — ÉTIOLOGIE. 111

CHAPITRE IV. — ANATOMIE PATHOLOGIQUE. 113

CHAPITRE V. — DIAGNOSTIC. 118
A. Diagnostic clinique. 118
B. Diagnostic bactériologique. 128

CHAPITRE VI. — PRONOSTIC. 132

CHAPITRE VII. — TRAITEMENT. 135

CONCLUSIONS. 142

BIBLIOGRAPHIE. 144

Angoulême. — Imprimerie L. COQUEMARD et Cie.

www.ingramcontent.com/pod-product-compliance
Ingram Content Group UK Ltd.
Pitfield, Milton Keynes, MK11 3LW, UK
UKHW031907260826
14628UKWH00003B/1046